Vitaminwasser-Rezepte

VITAMINWASSER FÜR EINEN GESUNDEN START IN DEN TAG

KAPITEL 3: WEITERE TIPPS FÜR DIE ZUBEREITUNG VON VITAMINWASSER

Warum dieses Buch?

Wasser ist Leben. Dieser Spruch ist in Zeiten des Klimawandels und immer länger werdender Dürreperioden wahrer denn je. Ohne Wasser kann der Mensch nicht sein. Dabei spielt auch die Qualität des Wassers eine wichtige Rolle. Das Element Wasser liegt mir nicht nur als Betreiber der Website Osmoseanlage-kaufen.de sehr am Herzen. Wasser ist ein Bestandteil aller verfügbaren Getränke, die oft mit unnötigen Zusatzstoffen versetzt werden, so dass die Gesundheit zwangsläufig auf der Strecke bleibt. Die Deutschen trinken so viele Süßgetränke, nur um einen besonderen Geschmack im Mund zu erzeugen. Das ist nicht unbedingt notwendig. Es geht auch ohne Industriezucker.

Es stimmt, dass Wasser für viele Menschen einfach zu fade ist. Wenn es Dir auch so geht, dann hast Du die Möglichkeit, Dein Wasser in Zukunft mit Vitaminen und dem Aroma frischer Früchte aufzupeppen. Leckeres Obst, Gemüse oder Gewürze als Zutaten zur Veredlung von Wasser stehen Dir überall zur Verfügung. Das Ergebnis ist Vitaminwasser, auch als Infused Water bezeichnet. Für die Zubereitung eignet sich Leitungswasser, denn in Deutschland ist die Trinkwasserqualität sehr gut. Oder Du filterst Dein Wasser, bevor Du es trinkst. Die Rezepte, die Du in diesem Buch geboten bekommst, sind vielseitig und Du kannst Dein Vitaminwasser somit auf Deine geschmacklichen Vorlieben abstimmen. Statt Leitungswasser hast Du auch die Wahl, mit Kohlensäure versetztes, medium oder stilles Wasser verwenden, je nachdem, was Dir mehr zusagt.

Arbeitest Du mit frischen Früchten, knackigem Gemüse oder würzigen Kräutern, dann fügst Du dem Vitaminwasser nicht nur eine besondere Geschmacksnote hinzu, sondern tust dank der Vitamine und Inhaltsstoffe auch noch etwas für Deine Gesundheit. Die Zutaten machen aus dem Wasser nicht nur einen leckeren und gesunden Drink, sie lassen sich auch als Accessoires auf die Trinkgläser stecken und sehen appetitlich aus. Du wirst schnell bemerken, dass sich Dein Wohlbefinden mit dem Genuss von Vitaminwasser verbessert und Du über mehr Energie verfügst.

In diesem Buch stehen die vielfältigen Rezepte im Vordergrund, die ich mit viel Liebe recherchiert und ausprobiert habe. Ich habe die eine oder andere Geschmacksexplosion auf meinem Gaumen erlebt, die mit Industriezucker nicht zu vergleichen ist. Deshalb möchte ich auch Dir die Verwendung natürlicher und frischer Zutaten ans Herz legen.

Über die Rezepte hinaus wirst Du in diesem Buch allerdings noch weitere Informationen zur Bedeutung des Wassers für den menschlichen Körper, über Vitamine und das richtige Trinken finden. Gerade ältere Menschen verlieren ihr natürliches Durstgefühl und trinken zu wenig. Infused Water bietet Dir zudem noch einen weiteren Vorteil, denn die unterschiedlich gesunden Inhaltsstoffe können Dich beim Abnehmen unterstützen. Infused Water oder Vitaminwasser ist damit nicht nur an heißen Sommertagen ein angenehmes Erfrischungsgetränk, sondern bietet viel mehr.

Beim Ausprobieren der leckeren Vitaminwasser-Rezepte solltest Du jedoch immer eines bedenken. Es ist alles erlaubt, was Dir schmeckt. Du darfst selbst kreativ werden und unterschiedliche Kräuter-, Früchte- und Gemüsesorten ausprobieren. Viele Kombinationen unterschiedlicher Sorten sind möglich und so wirst Du Deine ganz eigene Gaumenfreude auf gesunde Art und Weise zusammenstellen. Die Vitaminwasser-Rezepte zeichnen sich durch einfache Zubereitung aus und schmecken garantiert. In diesem Sinne wünsche ich Dir viel Spaß beim Ansetzen der Getränke und beim Genießen.

Louis Benz, im Juni 2026

DEIN GRATIS BONUS-MATERIAL

Als Dankeschön habe ich exklusives Bonus-Material für dich vorbereitet:

10 saisonale Bonus-Rezepte

Sommer & Winter Vitaminwasser

Printbare Rezeptkarten

zum Ausdrucken für die Küche

Zutaten-Saisonkalender

welches Obst & Gemüse wann Saison hat

Nährwert-Tabelle

die 30 wichtigsten Zutaten im Überblick

So bekommst du dein Bonus-Material:

Scanne den QR-Code oder besuche:

Kostenlos und sofort zum Download!

Kapitel 1: Wasser und Vitamine – wichtige Nährstoffe

Was ist Infused Water bzw. Vitaminwasser?

„Infusion" ist das englische Wort für Aufguss. Dabei werden bestimmte Nahrungsbestandteile, Kräuter oder Pflanzen mit meist heißem Wasser übergossen. Nach einer gewissen Einwirkzeit, der sogenannten Ziehzeit, haben sich Geschmacks-, Aroma-, Farb- und gegebenenfalls Nährstoffe im Wasser gelöst und die weiterhin festen Bestandteile können abgefiltert werden. Du kennst diese Prozedur wahrscheinlich am besten von der Teezubereitung, entweder von echtem schwarzem Tee mit Blättern von der Teepflanze oder von diversen Erkältungs- und Kräutertees. Auch diese Getränke sind streng genommen Infused Waters.

Die Zubereitung von Infused Water, wie es in diesem Buch verstanden wird, folgt dem gleichen Prinzip. Der Unterschied liegt in der Natur der festen Bestandteile und der Wassertemperatur. Aus Obst, Gemüse und Kräutern sollen vornehmlich wichtige Nährstoffe wie Vitamine und natürliche Aroma- und Farbstoffe extrahiert und in das Wasser überführt werden. Da insbesondere Vitamine nicht sehr hitzebeständig sind, wird bei der Zubereitung von Vitaminwasser auf vorwiegend kaltes Wasser und längere Ziehzeiten gesetzt.

Wasser ist demnach die Basis für die Zubereitung von Vitaminwasser. Damit ist auch die Abgrenzung zu Smoothies schnell erklärt. Smoothies sind zwar ebenfalls irgendwie flüssig, was am Wassergehalt der Zutaten liegt. Aber Smoothies bestehen zu 100 % aus pürierten Früchten, Gemüse oder Kräutern. Es wird nicht extra Wasser zugesetzt.

Verschiedene Vitaminwasser, die Du im Supermarkt findest, enthalten oft große Mengen an Zucker und erinnern somit an Limonaden. Der große Vorteil von selbst zubereitetem Infused Water ist, dass Du ein solches Getränk besonders kalorienarm gestalten kannst. Du greifst lediglich auf die Zutaten zurück, die Du besonders liebst. Daher sind Eigenkreationen stets zu bevorzugen. Durch das Hinzugeben von Früchten, Gemüse oder Kräutern erhält das Wasser eine Reihe von Vitaminen und Aromen. Auch

Fruchtzucker wird im Wasser gelöst. Vitaminwasser hat typischerweise einen Energiegehalt von etwa 2 kcal pro 100 ml.

Mit nur wenigen Handgriffen lässt sich Infused Water zubereiten. Gerne werden Zitronenscheiben dem Vitaminwasser zugesetzt, was für einen besonderen Vitamin-C-Reichtum sorgt. Je nach Zutat ist Dein Wasser antioxidativ, entzündungshemmend, antibakteriell und kann demnach Dein Immunsystem stärken.

Was sind Vitamine und wo kommen sie vor?

Vitamine sind essenzielle Nährstoffe, die Dein Körper über die Nahrung aufnehmen muss, weil er sie selbst nicht produzieren kann. Essenziell bedeutet, dass Vitamine wichtige Funktionen in allen möglichen Stoffwechselprozessen übernehmen. Die Molekülstruktur der Vitamine ist sehr unterschiedlich, es handelt sich also um chemisch oder biochemisch nicht miteinander verwandte Stoffe. Es gibt etwa 20 medizinisch relevante Vitamine, von denen 13 als für den Menschen unverzichtbar gelten. Sie werden mit Buchstaben kodiert und heißen Vitamin A, B_1, B_2, B_3, B_5, B_6, B_7, B_9, B_{12}, C, D, E und K. Die Vitamine A, D, E und K sind fettlöslich und finden sich zumeist in tierischen Produkten. Lediglich Vitamin E ist hauptsächlich in Pflanzen anzutreffen (pflanzliche Öle, Blattgemüse, Getreide). Eine wichtige pflanzliche Quelle für Vitamin K ist beispielsweise Grünkohl, Vitamin A ist in Zucchinis und Tomaten anzutreffen.

Die B-Vitamine und Vitamin C sind wasserlöslich und daher für die Zubereitung von Vitaminwasser wesentlich interessanter. Gerade Vitamin C als Tausendsassa unter den Vitaminen kommt in unzähligen Früchten und Gemüsen vor. Die besten Lieferanten von Vitamin C sind zweifelsohne Sanddorn, Paprika, Zitrusfrüchte, Johannisbeeren, Kiwis, Kohl, Kartoffeln, aber auch Kräuter wie Petersilie. Füge Deinem Vitaminwasser ausreichend Vitamin C, welches besonders wichtig zur Stärkung des Immunsystems, aber auch des Bindegewebes ist, in Form von Früchten oder Gemüse hinzu. Dann wirst Du bei der Bildung von Kollagen, der Zellerneuerung und dem Eiweißstoffwechsel unterstützt.

Von den B-Vitaminen finden sich besonders B_2, B_5, B_6, B_7 und B_9 relativ häufig in pflanzlichen Quellen wieder. So ist das für viele Hautfunktionen zuständige Vitamin B_9 Bestandteil von Beeren, Tomaten, Orangen und

Spinat. Das entzündungshemmende und für die Bildung von Haut, Haaren und Nägeln erforderliche Vitamin B_7 findet sich in Bananen, Äpfeln und Nüssen. In Möhren, Äpfeln, Avocados, Bananen, Bohnen und Kohl ist Vitamin B_6 anzutreffen. Es schützt vor Nervenschädigung und beteiligt sich am Eiweißstoffwechsel. In diversen Gemüsesorten wie Rote Bete, Gurken und Tomaten findet sich das wundheilungsfördernde Vitamin B_5. Das gilt ebenfalls für das Vitamin B_2, welches die Merkfähigkeit und Konzentration fördert.

Warum ist Wasser besonders wichtig für den Stoffwechsel?

Dein Körper funktioniert ohne Wasser nicht, denn er besteht zu etwa drei Vierteln aus Wasser. Ohne ausreichend Wasser können Nähr- und Botenstoffe in Deinem Körper nicht transportiert werden. Bei Dehydratation (Wassermangel) kommt es zu gravierenden Störungen des Stoffwechsels und des Blutkreislaufs. Letztendlich verliert Dein Körper die Fähigkeit, die Körpertemperatur vernünftig zu regulieren.

Damit Dein Körper optimal funktioniert und Dein Stoffwechsel angeregt wird, solltest Du täglich 30 Milliliter Wasser pro Kilogramm Körpergewicht zu Dir nehmen. Wenn Du also 70 kg wiegst, entspricht dies etwa 2,1 Liter Wasser am Tag. Dieses Wasser nimmst Du teilweise schon mit fester Nahrung auf, schließlich bestehen auch Pflanzen und Tiere zu einem Großteil aus Wasser. Das meiste musst Du jedoch trinken. Damit Deine Getränke auch gut schmecken und darüber hinaus gesund sind, kannst Du aus reinem Wasser eine echte Vitaminbombe zaubern. Mit Vitaminwasser regst Du Deinen Stoffwechsel an, nimmst gesunde Zutaten zu Dir und kommst außerdem geschmacklich voll und ganz auf Deine Kosten.

Das richtige Trinken

Die Deutsche Gesellschaft für Ernährung empfiehlt, täglich etwa 2,5 Liter Wasser zu Dir zu nehmen (je nach Körpergröße und Gewicht, s.o.). Darüber hinaus ist es empfehlenswert, dass Du beim Trinken auch auf den richtigen Zeitpunkt achtest. Es bringt Dir wenig, wenn Du morgens zwei Liter und abends noch einen halben Liter Wasser zu Dir nimmst. Im Idealfall wird die Flüssigkeitszufuhr über den Tag verteilt. Trinke immer wieder in kleinen

Mengen, auch dann, wenn Du nicht zwangsläufig Durst verspürst. Im Sommer solltest Du sogar noch etwas mehr trinken, denn die hohen Temperaturen führen durch das vermehrte Schwitzen zu einem erhöhten Flüssigkeitsverlust, der ausgeglichen werden muss. Gleiches gilt, wenn Du viel Sport treibst.

Aber auch unter moderateren Bedingungen schwitzt Du. Der Schweiß verdunstet auf Deiner Haut und kühlt Deinen Körper. Ohne dass Du es bemerkst, verlierst Du am Tag mindestens einen halben Liter Wasser allein durchs Schwitzen. Insgesamt verlierst Du täglich bis zu zwei Liter Wasser. Es verdunstet zum einen über Deinen Atem und zum anderen scheidest Du es über Deinen Urin aus. Hierbei handelt es sich um einen Kreislauf, den Du gar nicht wirklich wahrnimmst.

Solltest Du über einen längeren Zeitraum zu wenig Flüssigkeit zu Dir nehmen, so kann dies gesundheitliche Beeinträchtigungen hervorrufen. Trinken ist demnach essenziell. Und wenn Du Vitaminwasser trinkst, dann tust Du nicht nur etwas für Deine Gesundheit, sondern es schmeckt auch immer, weil Du Deine Lieblingszutaten verwendest.

Wie Du mit Vitaminwasser abnimmst

Infused Water sieht sehr schmackhaft aus. Das macht Lust, mehr davon zu trinken. Dass Du viel trinken solltest, steht außer Frage. Im vorherigen Kapitel hast Du die Gründe dafür kennengelernt. Nur mit ausreichend Wasser wird Dein Stoffwechsel optimal angeregt. Es gibt aber noch einen weiteren Grund für häufiges Trinken. Wenn Du ausreichend Wasser am Tag zu Dir nimmst, fällt es Dir wesentlich leichter abzunehmen. Durch die Flüssigkeitszufuhr bist Du schneller satt und verzichtest auf Kalorienbomben.

Das Vitaminwasser hat noch einen weiteren positiven Effekt, der Dir beim Abnehmen behilflich ist. Dein Körper wird entgiftet. Durch das von Dir hinzugegebene Obst verfügt Dein Drink über eine natürliche Süße, so dass die Gabe von zusätzlichem Zucker komplett verzichtbar ist. Das macht Dich weniger anfällig für industrielle Süßgetränke und Du schlägst mehrere Fliegen mit einer Klappe: Du erhöhst auf natürliche Art und Weise Deine tägliche Vitamindosis, bist schneller satt, nimmst ausreichend Wasser zu Dir und verzichtest auf unnötige Kalorien.

Kapitel 2: Erfrischende Vitaminwasser-Rezepte

Bevor es mit den Rezepten losgeht, noch ein paar Erklärungen vorab. Die angegebenen Mengen an Obst, Gemüse oder Kräutern sind immer so dimensioniert, dass Du sie in ein Gefäß von 1 Liter Volumen gibst, welches mit Wasser aufgefüllt wird. Abweichungen davon werden im jeweiligen Rezept explizit angegeben.

Wenn nach erfolgter Ziehzeit das Vitaminwasser in Trinkgläser umgefüllt wird, verbleiben die Fruchtstückchen beim Abgießen üblicherweise in der Karaffe. Du darfst das aber auch anders machen. Denn Du solltest wissen, dass sich nicht alle Vitamine in Deinem Vitaminwasser auflösen, sondern nur ein kleiner Teil. Es ist daher eine gute Idee, die Obststückchen, die sich später noch in Deinem Drink befinden, aufzupicken und als zusätzlichen Vitamin-Snack zu Dir zu nehmen. Außerdem fungieren die Fruchtstücke als optische Verschönerung des Drinks. Das Auge isst mit, beziehungsweise in unserem Fall trinkt es mit.

Rezepte mit Früchten

Beeren-Pfirsich-Mix

Zutaten:

- 130 g Himbeeren

- 130 g Erdbeeren

- 1 Pfirsich

- frische Minze

- 1 Limette

Zeitbedarf:

- Arbeitszeit ca. 10 Minuten - Ziehzeit ca. 1 Stunde - Gesamtzeit ca. 1 Stunde 10 Minuten

Zubereitung:

Die Früchte kommen im ersten Schritt in ein Sieb und werden gut abgewaschen. Im nächsten Schritt gibst Du diese in eine Karaffe, gibst die Minze hinzu und füllst alles mit Wasser auf.

Je nach Belieben und Geschmack fügst Du dem Ganzen noch ein paar Spritzer Limette hinzu und genießt dann Deinen Drink. Der Geschmack kommt besonders gut zur Geltung, wenn Du das Vitaminwasser für etwa eine Stunde in den Kühlschrank stellst.

Birnen-Minze-Mix

Zutaten:

- 2 Birnen

- 1 Zitrone

- 1 Handvoll frische Minzblätter

Zeitbedarf:

- Arbeitszeit ca. 10 Minuten - Ziehzeit ca. 3 Stunden - Gesamtzeit ca. 3 Stunden 10 Minuten

Zubereitung:

Wasche die Birnen gründlich, schäle sie und entferne die Kerngehäuse. Schneide die Birnen in dünne Scheiben oder Würfel. Lege die Birnenstücke beiseite. Presse dann den Saft einer Zitrone aus und halbiere die ausgepresste Zitrone.

Danach füllst Du das Wasser in einen Krug oder eine Karaffe und gibst die Birnenstücke, den Zitronensaft und die halbierten Zitronen hinzu. Zerdrücke die frischen Minzblätter leicht zwischen Deinen Fingern, um das Aroma freizusetzen. Füge sie dann dem Wasser hinzu.

Zuletzt kommt das Wasser mit einer Abdeckung auf dem Krug für 3 Stunden in den Kühlschrank. Nachdem sich die Aromen im Wasser verteilt haben, kannst Du das Vitaminwasser in Gläser gießen und mit frischen Minzblättern oder Birnenscheiben garnieren.

Um das Vitaminwasser noch erfrischender zu machen, hast Du auch die Möglichkeit, noch ein paar Eiswürfel hineinzugeben.

Drachenfrucht-Limetten-Ingwer-Vitaminwasser

Zutaten:

- 1 Drachenfrucht

- 2 Limetten

- ein kleines Stück frischer Ingwer

Zeitbedarf:

- Arbeitszeit ca. 10 Minuten - Ziehzeit ca. 2 Stunden - Gesamtzeit ca. 2 Stunden 10 Minuten

Zubereitung:

Drachenfrüchte sind für kühle Vitaminwasser besonders geeignet, weil ihre Aromen beim Erhitzen sonst ganz schnell verlorengehen.

Schneide die Drachenfrucht zunächst in dünne Scheiben oder Würfel. Im zweiten Schritt presst Du den Saft von zwei Limetten aus und zerkleinerst anschließend mit dem Messer ein kleines Stück frischen Ingwer.

Bereite dann einen Krug oder eine Karaffe mit dem Wasser vor und gib die geschnittenen Drachenfruchtstücke, den Limettensaft und den frischen Ingwer hinein.

Danach stelle die abgedeckte Karaffe für etwa zwei Stunden zum Ziehen in den Kühlschrank.

Sobald sich die intensiven Aromen der Drachenfrucht im Wasser verteilt haben, kannst Du das Vitaminwasser aus dem Kühlschrank nehmen, in Gläser gießen und den exotischen Geschmack dieses Infused Waters genießen.

Melonen-Mix

Zutaten:

- 1 Cantaloupe-Melone
- 1 Honigmelone
- ½ Wassermelone
- 2 Liter Wasser
- ½ Bund Zitronenmelisse
- 2 Bio-Limetten
- ein paar Eiswürfel

Für den Ingwer-Sirup

- 500 ml Wasser
- 150 g Ingwerknolle
- 250 g Zucker
- 1 Bio-Zitrone

Zeitbedarf:

- Arbeitszeit ca. 40 Minuten - Ziehzeit ca. 4 Stunden - Gesamtzeit ca. 4 Stunden 40 Minuten

Zubereitung:

Halbiere zuerst die Cantaloupe- und Honigmelone und befreie sie von den Kernen. Hilfreich ist im nächsten Schritt ein Kugelausstecher, als Alternative nimmst Du einen Esslöffel zur Hand. Nun stichst Du aus jeder der drei Melonen eine Kugel heraus.

Die Limetten wäschst Du unter heißem Wasser ab, trocknest diese und schneidest sie in gleichgroße Scheiben. Die Zitronenmelisse muss ebenfalls von Dir vor der Verarbeitung gewaschen und trocken getupft werden. Die vorhandenen Stiele drückst Du leicht an, aber bitte nicht entfernen. Sie sorgen für das besondere Aroma.

Im nächsten Schritt gibst Du die zuvor vorbereiteten Melonenkugeln, die Zitronenmelisse und die Limettenscheiben in eine Karaffe (2 Liter!). Nun füge noch einige Eiswürfel hinzu und fülle die Karaffe mit Wasser auf. Die Karaffe stellst Du nun für etwa 3 bis 4 Stunden in Deinen Kühlschrank.

Nun widmest Du Dich dem Ingwersirup. Wasche zuerst den Ingwer und schneide diesen in gleichgroße Scheiben. Jetzt musst Du noch die Zitrone waschen und von dieser etwa 1 Teelöffel der Schale abreiben. Anschließend presst Du noch den Saft der Zitrone.

Den Zitronensaft, die Schale und die Ingwerscheiben, sowie den Zucker und etwa 500 ml Wasser gibst Du in einen passenden Topf. Lasse das Ganze mit zugedecktem Topfdeckel für etwa 10 Minuten köcheln. Dann nimmst Du den Deckel vom Topf und lässt alles für weitere 10 Minuten köcheln. Gelegentlich kannst Du mal umrühren. Nimm im letzten Schritt ein Sieb zur Hand und filtere den Topfinhalt in ein separates, feuerfestes Gefäß. Den heißen Ingwersirup lässt Du bei Raumtemperatur abkühlen. Jetzt ist das Vitaminwasser mit dem Sirup servierfertig. Beide werden separat kredenzt. Gib am besten einen Löffel Sirup zum Vitaminwasser. Je nach Vorliebe darf es aber auch mehr oder weniger sein.

Kirsche-Erdbeer-Mix

Zutaten:

- 300 g frische Erdbeeren

- 200 g saftige Kirschen

- Optional: 1 Spritzer Zitronensaft

- Optional: 1 EL Honig

Zeitbedarf:

- Arbeitszeit ca. 10 Minuten - Ziehzeit ca. 1 Stunde - Gesamtzeit ca. 1 Stunden 10 Minuten

Zubereitung:

Tauche ein in die zauberhafte Welt der klassischen roten Früchte! Wasche zuerst die Erdbeeren und Kirschen gründlich, gehe dabei aber sanft vor. Entferne die Stiele der Erdbeeren und entkerne die Kirschen, damit sich die Aromen und Vitamine später im Wasser entfalten können.

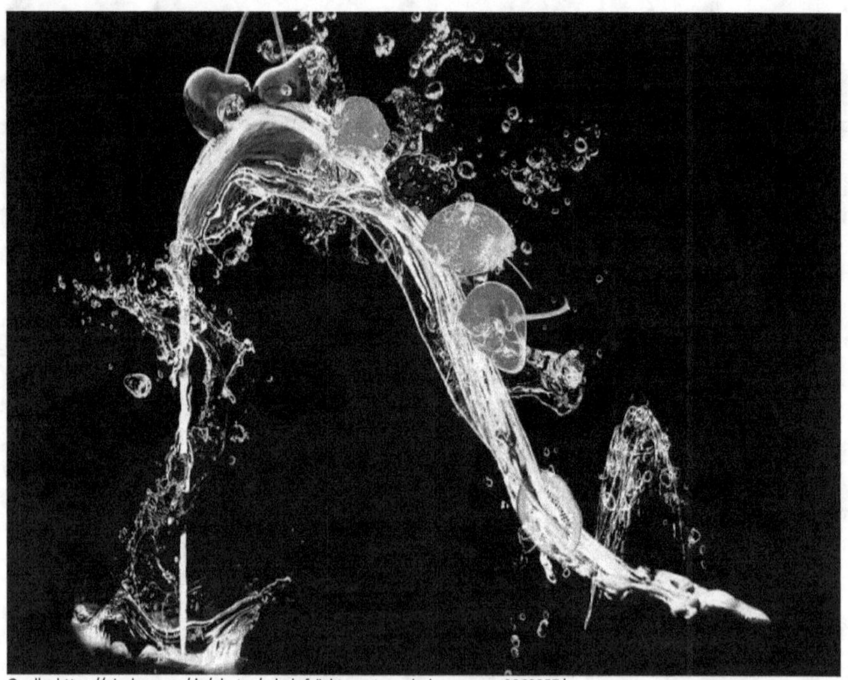

Quelle: https://pixabay.com/de/photos/schuh-früchte-water-splashes-wasser-2860857/

Nun kommt die Flüssigkeit ins Spiel. Nimm eine Karaffe und fülle sie mit einem Liter frischem, kühlem Wasser. Füge die Früchte hinzu. Wenn Du beobachtest, wie sich die Farben langsam im Wasser entfalten, dann steigert das Deine Vorfreude auf den kommenden Trinkgenuss.

Lass die Mischung für etwa 1 Stunde im Kühlschrank ziehen. Falls Du es gerne süßer magst, kannst Du den Honig hinzufügen und vorsichtig umrühren, um die Süße harmonisch im Vitaminwasser zu verteilen.

Als Servieroption bietet sich an, einige der Kirschen und Erdbeeren, die Du vorher beiseitegelegt hast, zum Garnieren zu verwenden. Denk daran, diese Früchte enthalten nicht nur Vitamine, sondern auch Antioxidantien, die Dein Immunsystem stärken.

Karibik-Mix

Zutaten:

- 200 g Wassermelone

- 1 Kiwi

- 5 Erdbeeren

Zeitbedarf:

- Arbeitszeit ca. 20 Minuten - Ziehzeit ca. 1 Stunde - Gesamtzeit ca. 1 Stunde 20 Minuten

Zubereitung:

Zuerst wäschst Du Dein Obst gründlich, tupfst es mit Küchenpapier trocken und nimmst Dir dann eine Karaffe oder ein anderes Gefäß zur Hand. Jetzt musst Du Deine Wassermelone entkernen, in Scheiben schneiden und würfeln. Du musst jedoch nicht die ganze Wassermelone verwenden. Hier sind in der Regel 1 bis 2 Scheiben absolut ausreichend, je nach Geschmack.

Jetzt befreist Du Deine Kiwi von der Schale, schneidest diese in Scheiben und danach in Würfel. Im nächsten Schritt halbierst Du Deine Erdbeeren und gibst alle Zutaten zusammen in Deine Karaffe. Im letzten Schritt füllst Du Deine Karaffe mit Wasser auf. Du kannst, wenn Du eine besondere Erfrischung bevorzugst, auch noch ein paar Spritzer Zitrone hinzugeben, was aber nicht zwingend erforderlich ist. Jetzt ist Dein Karibik-Mix genussfertig oder Du stellst ihn noch für etwa eine Stunde in den Kühlschrank. Auf diese Art und Weise entfaltet sich das Aroma der Früchte sich noch besser und Dein Wasser erhält eine besondere Frische.

Johannisbeeren-Stachelbeeren-Vitaminwasser

Zutaten:

- 250 g frische Johannisbeeren (rot oder schwarz)

- 250 g saftige Stachelbeeren

- Optional: frische Minzblätter

Zeitbedarf:

- Arbeitszeit ca. 10 Minuten - Ziehzeit ca. 1 Stunde 30 Minuten - Gesamtzeit ca. 1 Stunde 40 Minuten

Zubereitung:

Stachelbeeren und Johannisbeeren, das klingt nach einer ausgefallenen Mischung. Und es ist in der Tat alles drin: Vitamine, Mineralstoffe und vitalisierende Aromen!

Die Zubereitung selbst ist schnell erledigt. Beginne damit, die Johannisbeeren und Stachelbeeren gründlich zu waschen und gib sie in eine Karaffe, die Du mit einem Liter frischem, kühlem Wasser gefüllt hast.

Nach einer Ziehzeit von etwa anderthalb Stunden im Kühlschrank (Karaffe abdecken nicht vergessen) kannst Du das Getränk in Gläsern servieren und genießen.

Wenn du magst, vervollständige das Ganze mit einigen frischen Minzeblättern, die dem Getränk eine erfrischende Note verleihen.

Tropisches Vitaminwasser

Zutaten:

- ½ Granatapfel

- ½ Honigmelone

- ½ Sternfrucht

- 1 Orange

Zeitbedarf:

- Arbeitszeit ca. 20 Minuten - Ziehzeit ca. 1 Stunde - Gesamtzeit ca. 1 Stunde 20 Minuten

Zubereitung:

Allein die Kombination dieser Früchte macht schon Lust auf einen herrlich erfrischenden Drink. Zu Beginn musst Du Deinen Granatapfel von den Kernen befreien. Dies kann eine herausfordernde Aufgabe sein, daher empfiehlt es sich, wenn Du hierfür einen Löffel verwendest. Ebenso verfährst Du mit dem Fruchtfleisch des Granatapfels und löst dieses aus der Schale. Die Hälfte des Fruchtfleisches gibst Du in eine Karaffe. Magst Du den Geschmack von Granatapfel besonders gerne, darfst Du auch ein bisschen großzügiger sein.

Jetzt ist die Honigmelone an der Reihe. Schneide diese in der Mitte durch und verwende nur eine Hälfte der Melone. Die andere Hälfte kannst Du beiseitelegen. Jetzt schneidest Du Deine halbe Honigmelone in Scheiben und entfernst den Rand. Der Rest wird gewürfelt.

Weiter geht es nun mit der Sternfrucht. Diese lässt sich recht einfach verarbeiten. Nachdem Du sie, ebenso wie die anderen Früchte vorab gewaschen hast, schneidest Du diese Frucht in Scheiben.

Befreie nun Deine Orange von der Schale und schneide diese in Scheiben. Hierfür solltest Du ein möglichst scharfes Messer verwenden, da der Saft der Orange ansonsten in alle Richtungen spritzt.

Jetzt gibst Du Dein verarbeitetes Obst in Deine Karaffe, eine Flasche oder auch einen Krug und füllst alles mit Wasser auf. Stelle Deine fertige Köstlichkeit noch für etwa eine Stunde in den Kühlschrank und genieße Dein Vitaminwasser dann gekühlt.

Blaubeere-Zitrone-Minze

Zutaten:

- 10 bis 15 frische Blaubeeren

- 1 Zitrone

- 4 Blätter frische Minze

Zeitbedarf:

- Arbeitszeit ca. 10 Minuten - Ziehzeit ca. 1 Stunde - Gesamtzeit ca. 1 Stunde 10 Minuten

Zubereitung:

Im ersten Schritt solltest Du die Blaubeeren, die Zitrone und die Minzblätter unter kaltem Wasser waschen. Danach lässt Du die Zutaten in einem Sieb abtropfen oder tupfst sie mit Küchenpapier trocken. Die Blaubeeren brauchst Du nicht weiter zu bearbeiten, da sie bereits die perfekte Größe haben.

Die Minzblätter sind ebenfalls perfekt, so wie sie jetzt sind. Die Zitrone benötigt jedoch noch ein bisschen Aufmerksamkeit. Schneide die Enden der Zitrone ab, etwa 1 bis 2 cm, entsorge sie. Den Rest der Zitrone schneidest Du in Scheiben. Jetzt gibst Du sämtliche Zutaten in einen Krug oder ein anderes Gefäß, je nachdem, was Du gerade zur Hand hast, und füllst dieses mit Wasser auf. Du kannst Dein Vitaminwasser direkt trinken oder Du stellst es noch für eine Stunde in den Kühlschrank, damit es etwas kälter wird. Viel Spaß beim Genießen.

Mango-Ingwer-Mix

Zutaten:

- 1 Stück Ingwer

- ¼ Mango

- Eiswürfel nach Belieben

Zeitbedarf:

- Arbeitszeit ca. 10 Minuten - Ziehzeit ca. 6 Stunden - Gesamtzeit ca. 6 Stunden 10 Minuten

Zubereitung:

Zu Anfang wird der Ingwer, ohne dass dieser geschält wird, in feine Scheiben geschnitten. Hier sollten 2 bis 3 Scheiben mit einer Dicke von etwa 2 cm ausreichen. Jetzt wird die Mango geschält und etwa ¼ davon in Scheiben und danach in Würfel geschnitten.

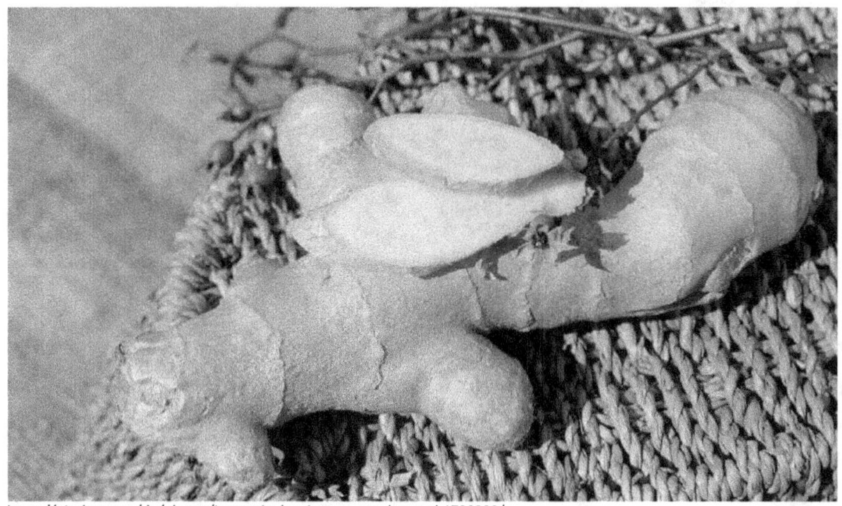

https://pixabay.com/de/photos/ingwer-ingber-immerwurzel-wurzel-1738098/

Im nächsten Schritt gibst Du die geschnittenen Mangostücke und den Ingwer in eine Karaffe oder ein ähnliches Gefäß und füllst das Ganze mit Wasser auf. Wenn Du Deinen Drink besonders kühl genießen möchtest, kannst Du noch ein paar Eiswürfel hinzugeben. Stelle Deinen Drink jetzt für etwa 6 Stunden in den Kühlschrank und genieße ihn dann. Quelle:

Tipp: Wenn Du so durstig bist, dass Du es nicht mehr erwarten kannst, den Mango-Ingwer-Mix zu genießen, gibst Du ein paar Spritzer heißes Wasser mit in die Karaffe. Und dann erst fügst Du das restliche Wasser hinzu. Auf diese Art und Weise musst Du das Getränk nicht mehr ziehen lassen, sondern kannst es direkt genießen.

Apfel-Zimt-Mix

Zutaten:

- 1 süßer Apfel

- 1 Stange Zimt

Zeitbedarf:

* Arbeitszeit ca. 10 Minuten - Ziehzeit ca. 3 Stunden - Gesamtzeit ca. 3 Stunden 10 Minuten

Zubereitung:

Zuerst nimmst Du Deinen Apfel, wäschst diesen ordentlich und entfernst das Kerngehäuse. Dann musst Du ihn vierteln. Die Schale darf ruhig am Apfel dranbleiben. Dann gibst Du Deine Apfelstückchen zusammen mit der Zimtstange in einen Krug oder eine Flasche und gießt das Ganze mit Wasser auf.

Empfehlenswert ist jetzt noch, Deinen Apfel-Zimt-Mix für etwa 3 Stunden in den Kühlschrank zu geben. Auf diese Art und Weise kommt es zu einer besonders guten Entfaltung des Aromas und Dein Wasser erhält eine ganz besondere Note. Übrigens schmeckt diese Mischung nicht nur zu Weihnachten.

Wassermelone-Rosmarin-Mix

Zutaten:

* 100 g Wassermelone

* 1 Zweig Rosmarin

Zeitbedarf:

* Arbeitszeit ca. 10 Minuten - Ziehzeit ca. 30 Minuten - Gesamtzeit ca. 40 Minuten

Zubereitung:

Die Wassermelone kannst Du mit der Schale verwenden, was die Zubereitung um einiges vereinfacht und zudem sieht Dein Vitaminwasser später besonders ansehnlich aus. Zu Anfang ist es sinnvoll, wenn Du die Schale der Wassermelone sehr gut abwäschst. Dann schneidest Du zwei Scheiben aus Deiner Wassermelone heraus und schneidest diese in Würfel.

Gib nun die Melonenwürfel in eine Karaffe und wasche den Rosmarinzweig. Diesen gibst Du dann ebenfalls in Deine Karaffe. Nun füllst Du alles noch mit Wasser auf und lässt Deinen Wassermelone-Rosmarin-Mix noch für etwa 30 Minuten im Kühlschrank ziehen. Du kannst, wenn Du das magst, auch gerne noch ein paar Eiswürfel in Dein Getränk hineingeben.

Tipp: Wusstest Du eigentlich, dass dieses leckere Getränk auch gut gegen Kopfschmerzen, Blasenentzündung und sogar Diabetes hilft? Die Kombination aus Wassermelone und Rosmarin hat einige gesundheitliche Vorteile zu bieten.

Wassermelonen-Basilikum-Vitaminwasser

Zutaten:

*   2 Tassen Wassermelonenstücke

*   eine Handvoll frische Basilikumblätter

*   1 Zitrone

Zeitbedarf:

*   Arbeitszeit ca. 10 Minuten - Ziehzeit ca. 30 Minuten - Gesamtzeit ca. 40 Minuten

Zubereitung:

Mit einer Zitrone und Basilikum statt Rosmarin lässt sich das vorangegangene Rezept noch weiter verfeinern.

Schneide Wassermelonenstücke, bis Du zwei Tassen damit gefüllt hast. Zupfe danach eine Handvoll frische Basilikumblätter von den Stielen und presse den Saft einer Zitrone aus.

Fülle einen Krug mit Wasser und gib die Wassermelonenstücke, die Basilikumblätter und den Zitronensaft hinzu.

Danach packst Du den Krug in den Kühlschrank und lässt das Ganze etwa eine halbe Stunde ziehen. Nachdem sich die Aromen der Melone im Wasser verteilt haben, ist es an der Zeit, das Vitaminwasser zu servieren. Für noch mehr Erfrischung kannst Du dem Getränk auch gern ein paar Eiswürfel beigeben.

Übrigens: Basilikum verfügt nicht nur über ein feines Aroma, sondern hilft auch gegen Kopfschmerzen und wird gelegentlich als Heilkraut bei Blähungen und Appetitlosigkeit eingesetzt.

Blaubeere und Rosmarin

Zutaten:

- 5 Stiele frischer Rosmarin
- 100 g Blaubeeren

Zeitbedarf:

- Arbeitszeit ca. 10 Minuten - Ziehzeit ca. 12 Stunden - Gesamtzeit ca. 12 Stunden 10 Minuten

Zubereitung:

Wasche zuerst Deine Blaubeeren und die Rosmarinstiele unter kaltem Wasser ab. Dann nimmst Du ein Küchentuch und tupfst die Blaubeeren etwas ab, aber vorsichtig, damit diese nicht zerquetscht werden oder ihre Farbe verlieren.

Gib nun beide Zutaten in eine Karaffe und fülle alles mit stillem Wasser auf. Am besten bereitest Du Deinen Blaubeeren-Rosmarin-Mix bereits einen Tag, bevor Du ihn genießen möchtest, vor, denn er sollte für etwa 12 Stunden kaltgestellt werden.

Erdbeeren-Minze-Limette

Zutaten:

- 8 Erdbeeren
- ½ Limette
- 6 Minzblätter
- Optional: Eiswürfel

Zeitbedarf:

- Arbeitszeit ca. 10 Minuten - Ziehzeit ca. 3 Stunden - Gesamtzeit ca. 3 Stunden 10 Minuten

Zubereitung:

Im ersten Schritt müssen die Erdbeeren unter kaltem Wasser ordentlich gewaschen werden. Danach kommen sie in ein Küchensieb, damit das Wasser abtropfen kann. Jetzt halbierst Du Deine Limette und schneidest die Hälfte in Scheiben.

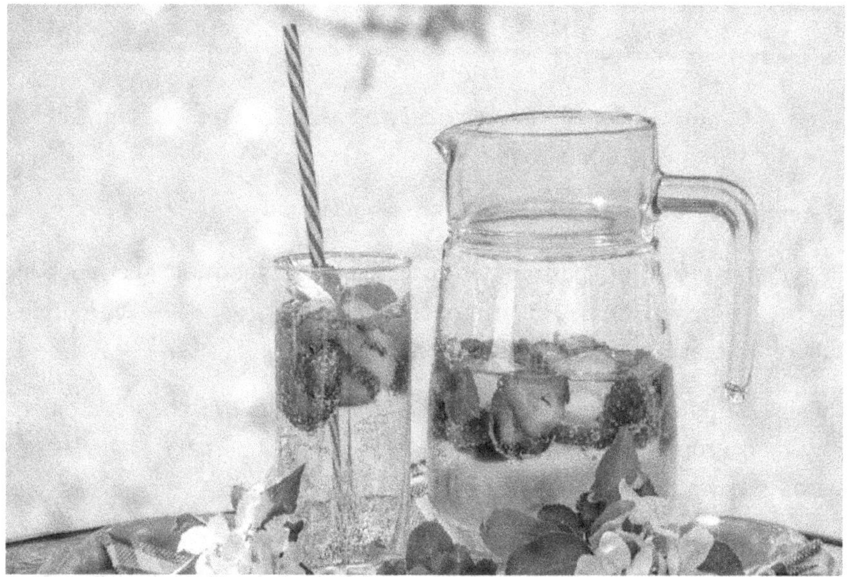

Quelle: https://pixabay.com/de/photos/erdbeergetränk-früchtetee-eistee-1412232/

Drei Erdbeeren schneidest Du im unteren Bereich leicht ein, etwa bis zur Hälfte. Achte darauf, dass Du sie nicht ganz durchschneidest. Ebenso verfährst Du nun mit Deinen Limettenscheiben.

Gib jetzt die restlichen drei Erdbeeren in Deine Karaffe und füge die Minzblätter hinzu. Die eingeschnittenen Erdbeeren und die Limettenscheiben steckst Du auf den Rand Deiner Karaffe. Jetzt füllst Du Deine Karaffe mit Wasser auf und stellst alles für etwa 3 bis 4 Stunden in den Kühlschrank.

Beim Trinken sorgen Eiswürfel für noch mehr Frische. Dein zubereiteter Drink schmeckt nicht nur klasse, sondern macht auch optisch einen guten Eindruck. Guten Appetit.

Pflaumenwasser

Zutaten:

- 8 bis 10 reife Pflaumen

- 1 Prise Zimt

Zeitbedarf:

- Arbeitszeit ca. 10 Minuten - Ziehzeit ca. 4 Stunden - Gesamtzeit ca. 4 Stunden 10 Minuten

Zubereitung:

Pflaumen werden im Spätsommer und Frühherbst geerntet. Aber auch im Herbst kann es heiße Tage geben, an denen ein köstlich kühles Vitaminwasser Dich sehr gut erfrischen kann.

Reinige die Pflaumen ausgiebig und befreie sie beim Waschen von einem etwaigen grünen Schimmer. Keine Sorge, ihr wunderbar festes Fleisch verträgt etwas Druck.

Nimm ein scharfes Messer und zerteile die Pflaumen, die übrigens eine Quelle wertvoller Vitamine und Ballaststoffe sind. Entferne die Kerne und füge die Pflaumenstücke in einen Krug, den Du frisch mit Wasser gefüllt hast.

Zur Entfaltung der würzig-süßen Aromen musst Du das Gemisch etwa vier Stunden im Kühlschrank ziehen lassen. Decke den Krug dabei ab.

Als besondere Option verleihst Du dem Getränk eine exotische Note, indem du eine Prise Zimt hinzufügst. Dies verleiht dem Vitaminwasser einen Hauch von Wärme und eine angenehme Tiefe.

Blaubeere-Lavendel-Mix

Zutaten:

- 25 g Blaubeeren

- 6 Stiele Lavendel

Zeitbedarf:

- Arbeitszeit ca. 20 Minuten - Ziehzeit ca. 5 Stunden - Gesamtzeit ca. 5 Stunden 20 Minuten

Zubereitung:

Gib die Blaubeeren vorab in ein Küchensieb und wasche sie mit kaltem Wasser ab. Lasse das Wasser für etwa 10 Minuten in dem Sieb abtropfen, bevor Du fortfährst.

Dann nimmst Du einen Krug oder eine Karaffe – je nachdem, was Du gerade zur Hand hast – und gibst die Blaubeeren hinein. Jetzt gibst Du noch die Lavendelstiele in Dein Gefäß und füllst alles mit Wasser auf.

Deinen Blaubeer-Lavendel-Mix stellst Du jetzt für etwa 5 Stunden in den Kühlschrank, damit sich das Aroma bestens entfaltet. Gerne darfst Du vor dem Servieren ein paar Eiswürfel mit in Deine Karaffe geben oder Du gibst sie gleich mit in Dein Glas.

Tipp: Du musst nicht zwangsläufig auf frische Blaubeeren zurückgreifen. Auch Tiefkühl-Blaubeeren sind eine hervorragende Alternative. Sie bieten den Vorteil, dass sie wesentlich mehr Geschmack an das Wasser abgeben. Möchtest Du Dein Vitaminwasser nicht so lange ziehen lassen, so gib einfach einen Spritzer heißes Wasser mit in den Krug, um Deinen Drink direkt zu genießen.

Pfirsich-Lavendel-Mix

Zutaten:

- 2 Pfirsiche

- 2 Stiele Lavendel

- 3 Tropfen ätherisches Lavendelöl

Zeitbedarf:

- Arbeitszeit ca. 10 Minuten - Ziehzeit ca. 30 Minuten - Gesamtzeit ca. 40 Minuten

Zubereitung:

Für das Pfirsich-Lavendel-Vitaminwasser benötigst Du im ersten Schritt die Pfirsiche, die Du waschen musst. Entferne den Stein im Inneren und schneide das Fruchtfleisch in Würfel. Die Schale musst Du nicht entfernen.

Jetzt wäschst Du Deine Lavendel-Stiele gut ab und tupfst sie mit einem Küchentuch trocken. Gib nun die Pfirsichwürfel und die Lavendelstiele in einen Krug oder eine Karaffe und fülle diese mit Wasser auf. Jetzt stellst Du Dein Vitaminwasser für etwa 30 Minuten in den Kühlschrank und lässt es ziehen. Vor dem Trinken kannst Du noch Eiswürfel hinzugeben. Bei Bedarf kannst Du auch zwei oder drei Pfirsichscheiben an den Glasrand stecken. Somit macht Dein Drink auch optisch noch etwas her.

Nektarinenwasser

Zutaten:

- 3 bis 4 reife Nektarinen

- 1 bis 2 Spritzer Limettensaft zum Verfeinern

- Optional: frische Minzblätter oder Ingwer

Zeitbedarf:

- Arbeitszeit ca. 10 Minuten - Ziehzeit ca. 1 Stunde - Gesamtzeit ca. 1 Stunde 10 Minuten

Zubereitung:

Nektarinen sind eine hervorragende Alternative für Pfirsiche. Sie in die Hand zu nehmen und die samtige Haut zu spüren, das allein ist schon eine sinnliche Erfahrung. Aber die Nektarinen sind auch ein wahrer Genuss für deinen Gaumen. Ihre süße und saftige Natur ist ein Fest für Deine Geschmacksknospen.

Wasche die Nektarinen sanft und zerteile sie. Entferne den Kern und schneide das verbleibende Fruchtfleisch in kleine Würfel.

Nun ist es Zeit, kühles Wasser in eine Karaffe zu füllen und die Nektarinenwürfel hinzuzufügen. Das Wasser umhüllt die zarten Fruchtscheiben, während ihre Aromen nach und nach freigesetzt werden. Die Mischung muss dafür eine knappe Stunde im Kühlschrank ziehen. Um eine zusätzliche Fruchtnote zu erhalten, kannst Du das Vitaminwasser mit einem oder zwei Spritzern Limettensaft verfeinern. Rühre um und schmecke ab, ob Dir die Balance zwischen den Aromen zusagt.

Für den letzten Schliff kannst Du einige Eiswürfel hinzufügen, um das Vitaminwasser angenehm kühl zu halten. Wenn Du möchtest, vervollständige das Ganze mit einigen frischen Minzblättern, die dem Getränk eine zusätzlich erfrischende und aromatische Note verleihen. Alternativ könntest Du dem Getränk eine exotische Note verleihen, indem Du ein paar Scheiben frischer Ingwerwurzel hinzufügst. Dies verleiht dem Vitaminwasser eine gewisse Schärfe und eine aufregende Komplexität.

Himbeeren-Zitrone-Mix

Zutaten:

- 30 g frische Himbeeren

- 2 Scheiben Zitrone

Zeitbedarf:

- Arbeitszeit ca. 20 Minuten - Ziehzeit ca. 2 Stunden - Gesamtzeit ca. 2 Stunden 20 Minuten

Zubereitung:

Der Himbeeren-Zitrone-Mix ist schnell zubereitet und bietet Dir ein hohes Maß an Erfrischung. Gib Deine Himbeeren in ein Küchensieb und wasche sie gründlich ab. Dann lässt Du sie in Deinem Sieb ein bisschen abtropfen, so etwa 10 Minuten. Du kannst auch ein Küchentuch verwenden und Deine Himbeeren mit diesem trocken tupfen.

Jetzt sind die Zitronen an der Reihe. Wasche auch diese grob ab und schneide sie in Scheiben. Im Prinzip sind zwei große Scheiben absolut ausreichend. Die restlichen Scheiben kannst Du für andere Zwecke verwenden. Gib nun die Himbeeren und die beiden Zitronenscheiben in eine Karaffe und stelle den Mix für etwa 2 Stunden in Deinen Kühlschrank.

Bevor Du den Drink genießt, verteile diesen auf die gewünschte Anzahl Gläser und stecke auf den Rand eines jeden Glases eine Zitronenscheibe. Auch einen Strohhalm ist ein schönes Accessoire, sofern Du einen griffbereit hast. Denk daran, wiederverwendbare Metallstrohhalme sind besser für die Umwelt als Plastikstrohhalme. Deiner Fantasie zur Verschönerung der Drinks sind keine Grenzen gesetzt.

Himbeer-Zitronengras-Minze-Vitaminwasser

Zutaten:

- 1 Tasse Himbeeren

- einige Stängel Zitronengras

- eine Handvoll frische Minzblätter

- etwas Honig (optional)

Zeitbedarf:

- Arbeitszeit ca. 20 Minuten - Ziehzeit ca. 3 Stunden - Gesamtzeit ca. 3 Stunden 20 Minuten

Zubereitung:

Das vorangegangene Rezept lässt sich variieren, indem Du statt der Zitrone Zitronengras und Minze verwendest. Auch hier startest Du, indem Du die Himbeeren in ein Küchensieb gibst und gründlich wäschst.

Danach schneidest Du die Stängel Zitronengras in kleine Stücke und zerdrückst eine Handvoll frische Minzblätter leicht zwischen deinen Fingern. Dadurch setzt Du das erfrischende Aroma frei.

Die Zutaten füllst Du nun rasch in eine vorbereitete Karaffe mit Wasser. Wenn Du die frische Schärfe von Minze und Zitronengras etwas abmildern möchtest, kannst Du optional einen Löffel Honig hinzufügen.

Rühre das Vitaminwasser gut um und stelle es abgedeckt für etwa drei Stunden zum Ziehen in den Kühlschrank.

Danach kannst Du das erfrischende Himbeer-Zitronengras-Minze-Vitaminwasser in Gläser gießen und in vollen Zügen genießen.

Physalis-Kiwi-Vitaminwasser

Zutaten:

- 5 bis 6 Physalisfrüchte

- 2 Kiwis

Zeitbedarf:

- Arbeitszeit ca. 20 Minuten - Ziehzeit ca. 4 Stunden - Gesamtzeit ca. 4 Stunden 20 Minuten

Zubereitung:

Physalis und Kiwis sind echte Vitaminbomben. Diese kleinen Früchte sind nicht nur hübsch anzusehen, sondern auch reich an Vitamin C und Antioxidantien, die Deine Gesundheit unterstützen. Außerdem verfügen beide Früchte über eine natürlich hohe Süße und können auch bei Kindern leicht Süßigkeiten substituieren.

Wasche die Physalisfrüchte, entferne die Blätter und viertele sie. Dann nimmst Du Dir die Kiwis vor. Schneide die Enden ab und schäle sie vorsichtig mit einem Gemüsemesser. Danach schneidest Du die Kiwis in Spalten und entfernst den Kern mit einem diagonalen Schnitt. Anschließend kannst Du sie in dünne Scheiben zerteilen oder auch würfeln.

Als Nächstes lässt Du frisches, klares Wasser in eine Karaffe laufen, gibst die Fruchtstücke hinzu und stellst den Mix für vier Stunden in den Kühlschrank, damit sich vor allem das intensive Physalis-Aroma gut im Wasser verteilen kann.

Zur optischen Verschönerung kannst Du die Gläser mit weiteren Physalisfrüchten garnieren. So gelingt der Genuss dieses erfrischenden Vitaminwassers vollständig.

Blaubeeren-Orangen-Mix

Zutaten:

- 3 Orangen

- 150 g Blaubeeren

Zeitbedarf:

- Arbeitszeit ca. 10 Minuten - Ziehzeit ca. 1 Stunde - Gesamtzeit ca. 1 Stunde 10 Minuten

Zubereitung:

Zuerst wasche Deine Blaubeeren gründlich unter kaltem Wasser ab und tupfe sie mit einem Küchentuch trocken. Deine Orangen musst Du ebenfalls waschen und diese dann in Scheiben schneiden. Die Schale musst Du für den geschmacklichen Genuss nicht zwangsläufig entfernen. Möchtest Du die Orangen jedoch später essen, empfiehlt es sich, die Schale vorher zu entfernen.

Gib die Orangen und die Blaubeeren in einen Krug und fülle alles mit Wasser auf. Es bleibt Dir überlassen, ob Du Dich für stilles Wasser oder Wasser mit Kohlensäure entscheidest. Jetzt musst Du Deinen Mix noch für etwa eine Stunde in Deinen Kühlschrank stellen. Das Wasser nimmt auf diese Art und Weise den Fruchtgeschmack an und zudem wird es richtig schön kühl.

Brombeerwasser

Zutaten:

- 3 Tassen Brombeeren (frisch oder gefroren)

- 1 Zitrone

- einige Zweige frische Minze

Zeitbedarf:

- Arbeitszeit ca. 10 Minuten - Ziehzeit ca. 1 Stunde - Gesamtzeit ca. 1 Stunde 10 Minuten

Zubereitung:

Dunkle Brombeeren sind nicht nur eine Augenweide, sondern auch ein wahres Geschmackserlebnis. Ihre intensive Süße und ihr leicht säuerliches Aroma erhältst Du am besten, indem Du sie zunächst behutsam wäschst.

Dann werden sie in das Wasser gegeben, dass Du frisch in eine Karaffe gefüllt hast. Nach einer Wartezeit von einer im Kühlschrank erhältst Du ein erfrischendes und geschmackvolles Elixier, das Deine Geschmacksknospen erfreut.

Wenn du das Getränk gerne etwas spritziger magst, kannst du einen Spritzer Zitronensaft hinzufügen. Diesen gewinnst Du aus der Zitrone, die Du in Scheiben schneidest. Die Endstücke presst Du aus und gibst den Zitronensaft zum Vitaminwasser. Rühre um, um die Aromen passend auszubalancieren.

Die übrigen Zitronenscheiben kannst Du verwenden, um die Gläser, in denen Du den köstlichen Trunk servierst, zu garnieren. Die dunkle Farbe des Brombeerwasser und die gelbe Zitrone ergeben auch für das Auge einen reizvollen Kontrast. Zum Garnieren eignen sich zusätzlich die frischen Minzblätter.

Der Luxus-Tipp: Als besondere Option könntest Du dem Getränk einen Hauch von Luxus verleihen, indem Du ein paar Tropfen Rosenwasser hinzufügst. Dies verleiht dem Vitaminwasser eine verführerische blumige Note und macht es zu einem wahren Geschmackserlebnis.

Granatapfel-Grapefruit-Minze

Zutaten:

- 1 Grapefruit

- 1 Granatapfel

- 2 Stiele Minze

Zeitbedarf:

- Arbeitszeit ca. 10 Minuten - Ziehzeit ca. 1 Stunde - Gesamtzeit ca. 1 Stunde 10 Minuten

Zubereitung:

Wasche Deine Grapefruit und die Minze. Hast Du Dich im Vorfeld nicht für eine unbehandelte Grapefruit entschieden, so musst Du diese besonders gut waschen. Deine Grapefruit musst Du nach dem Waschen vierteln und anschließend in Scheiben schneiden. Des Weiteren müssen die Kerne aus dem Granatapfel entfernt werden.

Gib die Grapefruitstücke, den Granatapfel sowie die Minze in eine Karaffe. Fülle alles mit Wasser auf und stelle die Karaffe für etwa eine Stunde in Deinen Kühlschrank. Je länger Du die Karaffe in Deinem Kühlschrank belässt, desto intensiver wird sich der Fruchtgeschmack ausprägen.

Du kannst Deinen Drink mit Eiswürfeln servieren und mit übriggebliebenen Grapefruitscheiben dekorieren. Auf diese Art und Weise schmeckt Dein Mix nicht nur ausgesprochen gut, sondern bietet auch optisch einen ansprechenden Anblick.

Honigmelone-Sternfrucht-Mix

Zutaten:

- ½ Honigmelone

- 1 Sternfrucht

Zeitbedarf:

- Arbeitszeit ca. 10 Minuten - Ziehzeit ca. 2 Stunden - Gesamtzeit ca. 2 Stunden 10 Minuten

Zubereitung:

Zuerst wäschst Du die Honigmelone und die Sternfrucht unter kaltem Wasser ordentlich ab. Du solltest zumindest die Sternfrucht nach dem Waschen mit einem Küchentuch vorsichtig trocken tupfen. Im nächsten Schritt halbierst Du Deine Honigmelone mit einem großen Küchenmesser. Die eine Hälfte der Melone legst Du beiseite, die andere Hälfte benötigst Du für Dein Fruchtwasser.

Schneide jetzt, je nach Belieben, drei oder vier Scheiben aus Deiner Honigmelone heraus und viertele diese. Nun ist Deine Sternfrucht an der Reihe. Deine gesamte Sternfrucht ist essbar, so dass Du die Schale nicht entfernen musst. Schneide Deine Sternfrucht quer in Scheiben. Auf diese Art und Weise erhältst Du kleine Sternchen, die in Deinem Drink wunderbar aussehen.

Gib nun die Melone und die Sternfrucht in eine Karaffe und fülle alles mit Wasser auf. Dein Infused Water stellst Du jetzt für etwa 2 Stunden in den Kühlschrank, damit der süßliche Geschmack Deiner Früchte sich richtig gut entfaltet. Bevor Du Dein Vitaminwasser trinkst, lässt sich der Glasrand noch mit Scheiben aus der restlichen Honigmelone verzieren, weil das Auge schließlich mittrinkt.

Rezepte mit Gemüse

Möhren-Ingwer-Wasser

Zutaten:

- 2 Möhren

- 1 Zitrone

- 3 Scheiben Ingwer

- Eiswürfel nach Belieben

Zeitbedarf:

- Arbeitszeit ca. 20 Minuten - Ziehzeit ca. 5 Stunden - Gesamtzeit ca. 5 Stunden 20 Minuten

Zubereitung:

Du nimmst die beiden Möhren, wäschst diese und schneidest die Enden ab. Des Weiteren schabst Du die erste Schicht der Möhrenhaut ab. Jetzt schneidest Du Deine Möhren in dünne Scheiben und gibst diese in eine Karaffe oder ein anderes Gefäß. Jetzt verfährst Du mit dem Ingwer genauso. Wasche ihn, schneide das Ende ab und schneide ihn in dünne Scheiben. Die Schale musst Du hier nicht entfernen. Gib diesen zu den Möhren hinzu.

Jetzt arbeitest Du mit der Zitrone weiter. Diese schneidest Du ebenfalls in dünne Scheiben, die Du ebenso in das Gefäß gibst. Diese Zutaten füllst Du nun mit Wasser auf und stellst alles für etwa 5 Stunden in Deinen Kühlschrank. Vor dem Genuss Deines Früchtewassers hast Du noch die Wahl, Eiswürfel hineinzugeben.

Tipp: Hast Du es eilig oder möchtest Du nicht die angegebene Stundenzahl auf Dein Getränk warten, so hilft ein bisschen heißes Wasser, welches Du in das Gefäß gibst. Dies solltest Du jedoch am besten machen, bevor Du Deine Zutaten hinzufügst. Dein Vitaminwasser entfaltet seinen Geschmack so wesentlich schneller.

Gurkenwasser

Zutaten:

- 1 Schlangengurke

- 2 Minzblätter

- 1 Ingwerknolle

Zeitbedarf:

- Arbeitszeit ca. 10 Minuten - Ziehzeit ca. 8 Stunden - Gesamtzeit ca. 8 Stunden 10 Minuten

Zubereitung:

Gurkenwasser ist nicht nur ausgesprochen gesund und schmeckt gut, sondern es ist auch kalorienarm. Um diese Köstlichkeit zuzubereiten, benötigst Du nicht viel. Wasche vorab die Schlangengurke, die Minzblätter und die Ingwerknolle ordentlich unter kaltem Wasser ab.

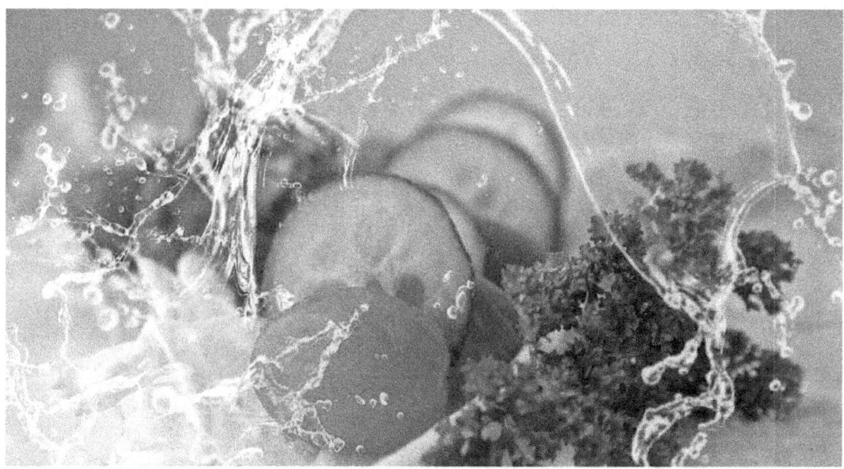

Quelle: https://pixabay.com/de/photos/essen-salat-gurken-nahrung-blätter-2834549/

Deine Gurke schneidest Du jetzt in etwa 1 cm breite Scheiben, wobei Du die Schale nicht entfernen musst. Zupfe die Minzblätter vom Stiel ab und schneide den Ingwer ebenfalls in Scheiben. Jetzt gibst Du Deine Zutaten in eine Karaffe und füllst diese mit Wasser auf.

Es ist empfehlenswert, Dein Getränk über Nacht in den Kühlschrank zu stellen, damit sich das Aroma der Gurke richtig gut entfalten kann. Die gesunde Wirkung der Gurke kommt dann erst so richtig zur Geltung.

Gurken-Zitronen-Minze-Vitaminwasser

Zutaten:

- 1/2 Gurke

- 1 Zitrone

- eine Handvoll frische Minzblätter

- Honig oder Agavendicksaft als Süßungsmittel nach Bedarf

Zeitbedarf:

- Arbeitszeit ca. 10 Minuten - Ziehzeit ca. 8 Stunden - Gesamtzeit ca. 8 Stunden 10 Minuten

Zubereitung:

Für diese Variation eines Gurkenwassers schneidest Du zunächst eine halbe Gurke in dünne Scheiben. Presse sodann den Saft einer Zitrone aus und zerdrücke eine Handvoll frische Minzblätter leicht zwischen Deinen Fingern, um das Aroma freizusetzen.

Die Zutaten gibst Du dann schnell in einen Krug oder eine Karaffe, den oder die Du vorher mit frischem Wasser befüllt hast.

Um eine süße Note zu erzeugen, kommt schließlich noch etwas Honig oder Agavendicksaft in das Wasser. Die Menge bestimmst Du ganz nach Deiner Präferenz, aber ein Teelöffel darf es mindestens schon sein. Rühre gut um.

Bedecke den Krug oder die Karaffe danach und stelle sie am besten über Nacht in den Kühlschrank, damit die Gurken ihr volles Aroma an das Wasser abgeben können.

Gieße das Gurken-Zitronen-Minze-Vitaminwasser in Gläser und genieße es erfrischend kühl. Eiswürfel sind bei Gurkenwasser weniger zu empfehlen, weil das sanfte Gurkenaroma verloren geht, wenn das Getränk zu kalt ist.

Tomaten-Basilikum-Gurken-Vitaminwasser

Zutaten:

- 2 Tomaten
- eine Handvoll frische Basilikumblätter
- 1/2 Gurke

Zeitbedarf:

- Arbeitszeit ca. 10 Minuten - Ziehzeit ca. 4 Stunden - Gesamtzeit ca. 4 Stunden 10 Minuten

Zubereitung:

Wasche Deine Zutaten. Schneide sodann 2 Tomaten in Scheiben oder würfele sie. Zupfe danach eine Handvoll frische Basilikumblätter von den Stielen und schneide die halbe Gurke in dünne Scheiben.

Danach bereitest Du eine Karaffe mit frischem, klarem Wasser vor und gibst die Tomatenstückchen, die Basilikumblätter und die Gurkenscheiben in das Wasser.

Lasse das Getränk etwa vier Stunden im Kühlschrank ziehen.

Danach kannst Du das herzhafte Vitaminwasser in Gläser füllen und genießen. Wenn Du das Vitaminwasser noch etwas vollmundiger magst, dann kannst Du mal probieren, etwas Mineralwasser mit Kohlensäure hinzuzugeben.

Paprika-Zitronen-Mix

Zutaten:

- ½ rote Paprika
- ½ grüne Paprika
- ½ gelbe Paprika
- 1 Zitrone

Zeitbedarf:

- Arbeitszeit ca. 10 Minuten - Ziehzeit ca. 3 Stunden - Gesamtzeit ca. 3 Stunden 10 Minuten

Zubereitung:

Die Paprika wäschst Du im ersten Schritt unter kaltem Wasser ab, dann halbierst Du diese und befreist sie von ihren Kernen. Jeweils eine halbe Paprika legst Du beiseite, die anderen Hälften schneidest Du erst in lange Streifen und dann in Würfel. Gib diese in eine Karaffe oder ein anderes Gefäß, welches Dir gerade zur Verfügung steht.

Nun schneidest Du Deine Zitrone in Scheiben und gibst diese ebenfalls in die Karaffe, in der sich bereits Deine Paprikawürfel befinden. Fülle die Karaffe jetzt mit Wasser auf und stelle sie für etwa 3 Stunden in den Kühlschrank. Dein Wasser nimmt den erfrischenden Geschmack Deiner Zutaten in dieser Zeit auf.

Bevor Du Deinen Drink verzehrst, lässt er sich, je nach Bedarf, noch mit den übriggebliebenen Paprikahälften ausschmücken. Hierfür steckst Du einfach an jedes Glas ein Stück gelbe, grüne und rote Paprika. Das sieht nicht nur gut aus, sondern Du kannst die Paprikastücke später auch essen. Guten Appetit.

Rote Bete-Ingwer-Mix

Zutaten:

- 2 mittelgroße Rote Beete

- 2 Ingwerstücke

- Zitronensaft (optional)

- eine Prise Meersalz

Zeitbedarf:

- Arbeitszeit ca. 10 Minuten - Ziehzeit ca. 5 Stunden - Gesamtzeit ca. 5 Stunden 10 Minuten

Zubereitung:

Zu Anfang wäschst Du sämtliche Zutaten unter kaltem Wasser ordentlich ab. In einem Küchensieb lässt Du sie abtropfen. Die Rote Bete schneidest Du in Scheiben mit einer Breite von etwa 1 cm. Deinen Ingwer schneidest Du ebenfalls in Stücke, die eine Breite von etwa 2 cm haben.

Gib nun alle Deine Zutaten in eine Karaffe oder in einen Krug und fülle das Ganze mit Wasser auf. Um Deinem Vitaminwasser eine etwas würzigere Note zu verleihen, kannst Du es mit einer Prise Meersalz versehen. Rühre nach der Zugabe gut um. Noch prickelnder wird es, wenn Du das Vitaminwasser mit kohlensäurehaltigem Mineralwasser ansetzt.

Stelle Deinen Drink für etwa 5 Stunden in Deinen Kühlschrank, so können sich die Aromen besonders gut entfalten und Dein Wasser nimmt die Farbe der Roten Bete perfekt an. Magst Du es noch etwas frischer, weil es draußen besonders heiß ist, so helfen noch ein paar Spritzer Zitrone, bevor Du Dein Vitaminwasser trinkst.

Zucchini-Tomaten-Mix

Zutaten:

- 1 Zucchini

- 10 Cherry-Tomaten

Zeitbedarf:

- Arbeitszeit ca. 10 Minuten - Ziehzeit ca. 4 Stunden - Gesamtzeit ca. 4 Stunden 10 Minuten

Zubereitung:

Die Zucchini muss als erstes gründlich gewaschen werden. Du kannst danach die Schale entfernen, da diese einen leicht bitteren Geschmack von sich gibt. Wenn dieser Bittergeschmack Dich jedoch nicht stört, darfst Du die Zucchini auch so belassen. Du solltest nämlich wissen, dass sich die meisten Vitamine in der Schale verstecken.

Hast Du Deine Zucchini ordentlich abgewaschen, dann entferne die Enden und schneide die Zucchini in etwa 2 cm breite Scheiben. Gib diese in eine Karaffe und wasche nun noch Deine Cherry-Tomaten unter kaltem Wasser ab. Diese tupfst Du mit einem Küchentuch trocken und gibst sie dann zu den Zucchinischeiben in die Karaffe.

Jetzt füllst Du die Karaffe noch mit Wasser auf und stellst sie für etwa 4 Stunden in den Kühlschrank. Vor dem Trinken kannst Du je nach Belieben noch ein paar Spritzer Zitrone hinzugeben und ein paar Eiswürfel, was aber nicht zwingend notwendig ist.

Tipp: Bei den Vitaminwasser Rezepten kommt das Gemüse ein wenig zu kurz, was jedoch daran liegt, dass das meiste Gemüse roh nicht genießbar ist. Einige Gemüsesorten enthalten im rohen Zustand Giftstoffe und sollten daher unbedingt gekocht oder gebraten werden. Wenn Du jedoch auf Dein Lieblingsgemüse nicht verzichten möchtest, koche dieses vorher ab, lasse es erkalten und trinke es dann mit Wasser.

Sellerie-Minz-Vitaminwasser

Zutaten:

- 2 Selleriestangen

- 1 Zitrone

- eine Handvoll frische Minzblätter

- Süßungsmittel nach Bedarf (optional)

Zeitbedarf:

- Arbeitszeit ca. 10 Minuten - Ziehzeit ca. 4 Stunden - Gesamtzeit ca. 4 Stunden 10 Minuten

Zubereitung:

Wasche die Selleriestangen gründlich und schneide sie in dünnen Scheiben oder Würfeln. Lege den Sellerie beiseite. Presse den Saft einer Zitrone aus.

Gib die geschnittenen Selleriestücke und den Zitronensaft in einen Krug mit frischem Wasser. Um das Aroma der Minzblätter freizusetzen, zerdrückst Du diese leicht zwischen Deinen Fingern. Danach gibst Du sie schnell in das Wasser.

Optional: Wenn du das Vitaminwasser süßer haben möchtest, füge ein Süßungsmittel deiner Wahl hinzu. Um Industriezucker zu vermeiden, kannst Du auf Honig, Agavendicksaft oder auch Stevia zurückgreifen. Rühre gut um, damit sich das Süßungsmittel auflöst.

Bedecke nun den Krug und stelle sie für mindestens vier Stunden in den Kühlschrank, damit sich die Aromen vermischen und das Wasser infundieren kann. Wenn Du möchtest, kannst Du vor dem Servieren Eiswürfel hinzufügen, um das Vitaminwasser noch erfrischender zu machen.

Gieße das Vitaminwasser in Gläser und garniere diese mit frischen Minzblättern oder einer Selleriestange. Genieße Dein erfrischendes Vitaminwasser mit Sellerie als gesunden Durstlöscher! Sellerie verleiht dem Wasser einen leicht herben und erfrischenden Geschmack und ist reich an Vitaminen und Mineralstoffen.

Fenchel-Rote Bete-Mix

Zutaten:

- 1 Fenchelknolle
- 1 kleine Rote Bete
- Optional: ein Spritzer Zitronensaft zum Verfeinern

Zeitbedarf:

- Arbeitszeit ca. 10 Minuten - Ziehzeit ca. 4 Stunden - Gesamtzeit ca. 4 Stunden 10 Minuten

Zubereitung:

Fenchel zeichnet sich durch seine frische, krautige Note und ist eine weit verbreitete Gemüse-, Gewürz und Heilpflanze. Wusstest Du, dass der Fenchel 2009 Arzneipflanze des Jahres war? Er ist nicht nur aromatisch, sondern auch reich an Vitamin C, Kalium und Ballaststoffen, die Deine Gesundheit unterstützen.

Auch die Rote Bete ist ein echtes Superfood, reich an Antioxidantien, Eisen und Vitaminen. Ihre erdige Süße wird Dich verzaubern.

Zur Zubereitung wäschst Du den Fenchel und die Rote Bete gründlich und schneidest sie in dünne Scheiben.

Nun fülle erfrischendes Wasser in eine Karaffe und gib die Fenchel- und Rote-Bete-Scheiben hinzu.

Lasse das Getränk für etwa 4 Stunden ruhen, damit sich die Geschmacksnuancen des Fenchels und der Roten Bete vollständig entfalten können. Wenn Du eine etwas spritzigere Note bevorzugst, kannst Du einen erfrischenden Spritzer Zitronensaft hinzufügen und behutsam umrühren.

Für den letzten Schliff vor dem Servieren kannst Du dem Vitaminwasser einige eisige Eiswürfel hinzufügen, um es angenehm kühl zu halten. Danach kannst Du erfrischende Getränk genießen und Deine Sinne beleben lassen. Spüre, wie Deine Kräfte nach einem heißen Sommertag wieder zurückkommen.

Rettich-Mix

Zutaten:

- 1 Stück Meerrettichwurzel (ca. 5 cm)
- 4 Radieschen
- 1 Stück Ingwerwurzel (ca. 3 cm)
- Eiswürfel
- Optional: eine Prise Meersalz zum Verfeinern

Zeitbedarf:

- Arbeitszeit ca. 10 Minuten - Ziehzeit ca. 5 Stunden - Gesamtzeit ca. 5 Stunden 10 Minuten

Zubereitung:

Jetzt wird es pikant. Meerrettich, Radieschen und Ingwer bringen eine gewisse Schärfe mit und das Prickeln dieses Vitaminwassers auf Deiner Zunge wird Deine Lebensgeister wecken.

Hacke den Meerrettich klein, schneide die Radieschen in dünne Scheiben und zerkleinere den Ingwer. Lass Dich dabei von den feinen Aromen und Düften verzaubern, die Deine Küche erfüllen.

Mit den drei Zutaten feierst Du aber nicht nur ein Fest der Sinne, sondern förderst Deine Gesundheit. Die scharfe Meerrettichwurzel verspricht nicht nur einen intensiven Geschmack, sondern ist auch reich an Vitamin C und unterstützt Dein Immunsystem. Die pikanten Radieschen sind reich an Antioxidantien und Vitaminen. Der aromatische Ingwer mit seinem würzigen und leicht scharfen Geschmack ist bekannt für seine entzündungshemmenden Eigenschaften und seine positive Wirkung auf die Verdauung.

Nimm nun klares Wasser und fülle es in eine Karaffe. Füge die geriebene Meerrettichwurzel, die Radieschenscheiben und den zerkleinerten Ingwer hinzu. Danach lässt Du das Vitaminwasser für ca. 5 Stunden ziehen.

Das Wasser lässt die Aromen sich entfalten. Durch die Verdünnung kannst Du die feineren Geschmacksnuancen im Rettich-Mix erfahren. Zur Verfeinerung kannst Du gern noch eine Prise Meersalz hinzufügen und vorsichtig umrühren.

Zum Schluss kommen noch Eiswürfel hinzu. Damit hältst Du das belebende Vitaminwasser angenehm kühl. Beim Servieren kannst Du auf ein paar übriggebliebene Radieschenscheiben zurückgreifen und damit die Gläser garnieren. Dies verleiht dem Getränk nicht nur eine attraktive Optik, sondern betont auch den pikanten Geschmack.

Avocado-Karotten-Mix

Zutaten:

- 1 reife Avocado
- 2 Karotten
- Optional: frische Minzblätter

Zeitbedarf:

- Arbeitszeit ca. 10 Minuten - Ziehzeit ca. 4 Stunden - Gesamtzeit ca. 4 Stunden 10 Minuten

Zubereitung:

Avocados und Karotten sind ein Traumpaar der gesunden Ernährung. Die Avocado – eigentlich eine Beere – enthält gesunde Fette und viele weitere Nährstoffe. Sie sorgt für eine samtige Textur und verleiht dem Getränk einen Hauch von Exotik. Ihre ätherischen Öle bringen die Nährstoffe der Karotte besonders gut zur Geltung.

Schäle die Avocado und entferne den Kern. Danach nimmst Du die beiden Karotten, wäschst diese gründlich und schneidest die Enden ab. Um später die Vitamine und Aromen der Karotten gut freisetzen zu können, schabst Du auch die erste Schicht der Karottenhaut ab. Nun schneidest Du sie erst in dünne Scheiben.

Als Nächstes befüllst Du eine Karaffe mit klarem Wasser. Gib die Avocado- und Karottenscheiben hinzu und lasse das Vitaminwasser für ca. 4 Stunden im Kühlschrank ziehen, damit sich die Aromen vollständig entfalten können.

Verleihe dem Getränk eine angenehme Kühle, indem Du ein paar Eiswürfel hinzufügst. Für eine zusätzliche aromatische Note kannst Du auch einige frische Minzblätter hinzugeben, die das Getränk mit einem Hauch von Frische und Belebung versehen.

Süße Zwiebel-Schnittlauch-Mix

Zutaten:

- 2 süße Zwiebeln

- eine Handvoll frischer Schnittlauch

- Zitronenscheiben zur Garnierung

- Minzblätter

Zeitbedarf:

- Arbeitszeit ca. 10 Minuten - Ziehzeit ca. 3 Stunden - Gesamtzeit ca. 3 Stunden 10 Minuten

Zubereitung:

Süße Zwiebeln haben einen höheren Zuckergehalt und weniger schwefelhaltige Inhaltsstoffe als normale Zwiebeln. Ihre sanfte, karamellartige Süße verleiht dem Vitaminwasser eine einzigartige Geschmacksnote und eine angenehme Tiefe.

Schäle die süßen Zwiebeln, halbiere sie und schneide sie in dünne Ringe oder in Würfel. Ziehe die zarten Schnittlauchhalme ab und zerteile sie in kleine Stücke. Lege ein paar ganze Schnittlauchhalme beiseite.

Nun füllst Du klares Wasser in einen Krug. Gib die Zwiebelstückchen und den zerschnittenen Schnittlauch hinzu.

Stelle das Vitaminwasser im abgedeckten Krug für etwa drei Stunden in den Kühlschrank und lasse es infundieren.

Gieße das erfrischende Vitaminwasser in Gläser und garniere sie mit den zurückbehaltenen Schnittlauchhalmen oder einigen frischen Zitronenscheiben. Auch Minzblätter sind hierfür hervorragend geeignet. Dies verleiht dem Getränk eine dekorative Note und verstärkt das erfrischende Aroma.

Um diesen Aspekt noch mehr zu betonen, kannst Du dem Getränk einen zusätzlichen Hauch von Zitrusaroma verleihen, indem Du vorher schon ein paar Tropfen frisch gepressten Zitronensaft hinzufügst.

Paprika-Karotten-Tomaten-Mix

Zutaten:

- ½ gelbe Paprika
- ½ grüne Paprika
- 2 Karotten
- 2 Tomaten
- etwas gehackte Petersilie

Zeitbedarf:

- Arbeitszeit ca. 10 Minuten - Ziehzeit ca. 4 Stunden - Gesamtzeit ca. 4 Stunden 10 Minuten

Zubereitung:

Die farbenfrohe Mischung aus grünen und gelben Paprika, orangefarbenen Karotten und roten Tomaten erfreut nicht nur das Auge, sondern stellt auch einen interessanten Vitamincocktail dar. Vitamin A, C, E, Beta-Carotin und Antioxidantien sind allesamt vertreten und machen das Vitaminwasser zu einer gesunden Alternative.

Schneide die Paprika, Karotten (vorher schälen!) und Tomaten in kleine Stücke und gib sie in eine Karaffe. Gieße nun kühles, frisches Wasser über das Gemüse und gib dem Gemisch im Kühlschrank ungefähr vier Stunden Zeit, um die Aromen sich entfalten und vermischen zu lassen.

Als Servierempfehlung kannst Du dem Vitaminwasser eine Prise frisch gehackter Petersilie (oder Minze) hinzufügen, um ihm eine zusätzliche aromatische Note zu kreieren. Nun darfst Du das farbenfrohe Vitaminwasser mit buntem Gemüse als gesunde Alternative genießen.

A-bis-Z-Vitaminwasser

Zutaten:

- 1 reife Avocado
- 1 Zucchini
- Eiswürfel nach Belieben
- Optional: ein Spritzer Limettensaft

Zeitbedarf:

- Arbeitszeit ca. 10 Minuten - Ziehzeit ca. 3 Stunden - Gesamtzeit ca. 3 Stunden 10 Minuten

Zubereitung:

A bis Z: Das steht für Avocado und Zucchini. Die cremige Avocado und eine frische Zucchini liefern Vitamine und ungesättigte Fettsäuren.

Schäle die Avocado und entferne den Kern. Schneide das Avocadofruchtfleisch in kleine Stücke und gib es in eine Karaffe.

Die Zucchini musst Du gründlich waschen. Ob Du die etwas bittere Schale entfernst, hängt von Deiner persönlichen Präferenz ab. Du solltest berücksichtigen, dass sich die meisten Vitamine in der Schale verstecken. Nach dem Waschen entfernst Du die Enden und schneidest die Zucchini in etwa 2 cm breite Scheiben.

Diese kommen zu den Avocadostückchen in die Karaffe und werden nun mit kaltem, frischem Wasser übergossen. Nach etwa drei Stunden Wartezeit im Kühlschrank ist es dann so weit. Du kannst das Vitaminwasser in Gläser füllen und das belebende Getränk in vollen Zügen genießen. Für eine erfrischende Kühle vergiss nicht, Eiswürfel hinzuzufügen.

Als besondere Option kannst du dem Vitaminwasser einen Spritzer Limettensaft hinzufügen, um ihm eine zitrusartige Frische zu verleihen. Der Limettensaft wird die Aromen der Zucchini und Avocado aufhellen und dem Getränk eine besondere Geschmacksnuance verleihen.

Ananas-Koriander-Orangenblüten-Vitaminwasser

Zutaten:

- 2 Tassen Ananasstücke
- eine Handvoll frischer Koriander
- einige Tropfen Orangenblütenwasser
- Optional: Honig oder Agavendicksaft als Süßungsmittel

Zeitbedarf:

- Arbeitszeit ca. 10 Minuten - Ziehzeit ca. 5 Stunden - Gesamtzeit ca. 5 Stunden 10 Minuten

Zubereitung:

Dieses Ananas-Kräuter-Vitaminwasser ist schnell gemacht. Du musst einfach nur zwei volle Tassen Ananasstücke zurechtschneiden und diese in einen mit frischem Wasser gefüllten Krug geben.

Danach zupfst Du die Korianderblätter von den Stielen ab und gibst sie ebenfalls in das Wasser. Anschließend kommen noch ein paar Tropfen Orangenblütenwasser hinzu.

Ananas ist zwar süß, hat aber auch eine gewisse Säure. Deshalb kannst Du nach Deinem persönlichen Geschmack noch etwas Süßungsmittel hinzugeben. Am besten nimmst Du entweder Honig oder Agavendicksaft, um industriellen Zucker oder andere bedenkliche Süßstoffe zu vermeiden.

Am Schluss wird sorgfältig umgerührt und das Vitaminwasser im Kühlschrank für etwa 5 Stunden ziehen gelassen. So vermengen sich die Aromen und Du kannst das erfrischende Getränk mit all seinen gesunden Inhaltsstoffen genießen.

Bei Bedarf kannst Du noch Eiswürfel hinzufügen, um die belebende Wirkung an einem heißen Sommertag noch zu unterstützen.

Vitaminwasser mit Holunderblüten

Zutaten:

- 8 Holunderblütenblätter

- 1 Orange

- 1 Zitrone

- etwas Minze, je nach Belieben

- Zitronenmelisse

- 1 Stück Ingwer

Zeitbedarf:

- Arbeitszeit ca. 20 Minuten - Ziehzeit ca. 2 Stunden - Gesamtzeit ca. 2 Stunden 20 Minuten

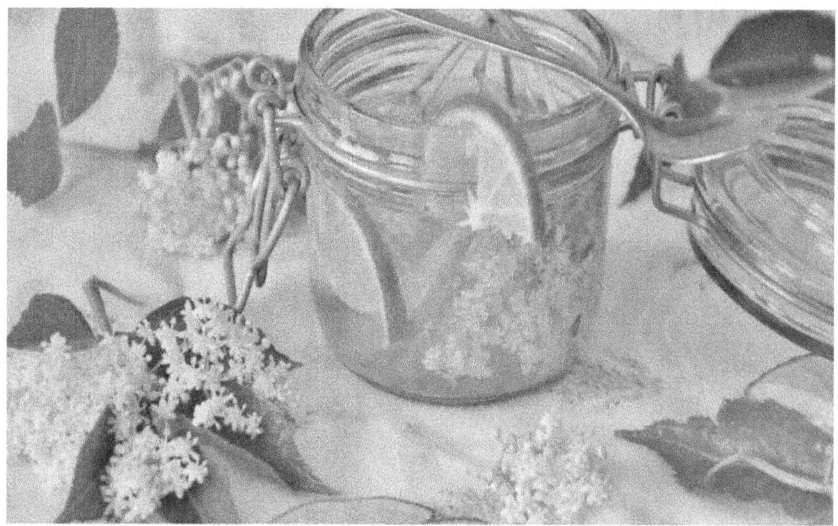

Quelle: https://pixabay.com/de/photos/holunder-holunderblüten-sirup-1440098/

Zubereitung:

Die Holunderblüten befreist Du vorab von den besonders dicken Stielen. Dann wasche Deine Zitrone und die Orange sehr gut ab. Am besten verwendest Du hierfür heißes Wasser. Schneide nun die beiden Zutaten in Scheiben. Die Schale brauchst Du nicht entfernen.

Nun wasche noch die Kräuter und zupfe die Blätter von den Holunderblüten ab. Den Ingwer wäschst Du im nächsten Schritt ebenfalls ordentlich ab. Hierzu greifst Du auf kaltes Wasser zurück. Schneide ihn danach ebenfalls in Scheiben.

Gib nun sämtliche Zutaten in eine Glaskaraffe und fülle diese mit kaltem Wasser auf. Dann stelle die Karaffe für etwa 2 Stunden in Deinen Kühlschrank. Auf diese Art und Weise können die Zutaten ihr ganzes Aroma entfalten und das Wasser nimmt einen herrlich aromatischen Geschmack an.

Ist Dein Drink richtig gut durchgezogen, so lässt er sich noch ein bisschen verschönern. Gib etwas von der Zitronenmelisse in jedes Glas und zudem ein paar Minzblätter. Das Endergebnis schmeckt dann nicht nur ausgesprochen erfrischend, sondern sieht auch noch so richtig gut aus.

Infused Water mit erfrischender Minze

Zutaten:

- ½ Gurke mit Schale
- 1 Zitrone
- 1 Orange
- 3 Stängel frische Minze
- 100 g Blaubeeren
- 100 g Erdbeeren

Zeitbedarf:

- Arbeitszeit ca. 20 Minuten - Ziehzeit ca. 4 Stunden 30 Minuten - Gesamtzeit ca. 4 Stunden 50 Minuten

Zubereitung:

Frische Minze lässt sich im Prinzip mit sämtlichen Früchten, Kräutern oder Gemüsesorten kombinieren. In diesem Rezept nimmst Du zuerst eine Gurke, halbierst diese und wäschst sie gründlich ab. Die eine Hälfte kommt zur Seite und die andere schneidest Du in dünne Scheiben. Die Schale muss nicht entfernt werden.

Jetzt nimmst Du die Orange und die Zitrone und wäschst auch diese ab. Die beiden Früchte schneidest Du in Scheiben. Jeweils die Hälfte beider Früchte gibst Du mit der halben Gurke in eine Karaffe. Nun wäschst Du noch die Blaubeeren und die Erdbeeren ab. Am besten gibst Du sie in ein Küchensieb, damit das Wasser gut abtropfen kann. Gib nun auch die Blaubeeren zusammen mit den Erdbeeren in die Karaffe.

Im letzten Schritt füllst Du die Karaffe mit Wasser auf. Stelle diese jetzt für 4 Stunden in Deinen Kühlschrank. Nimm sie etwa 20 Minuten, bevor Du den Vitamindrink zu Dir nehmen möchtest, aus dem Kühlschrank und gib die Minze hinein. Lasse Deinen Drink weitere 10 Minuten ziehen.

Jetzt steckst Du auf jedes Glas jeweils eine halbe Zitronenscheibe und eine halbe Orangenscheibe, verteilst Dein Vitaminwasser auf die Gläser und gibst in jedes Glas zwei bis drei Minzblätter. Bei Bedarf fügst Du noch ein paar Eiswürfel zu jedem Glas hinzu.

Erdbeeren, Limette und Pfeffer

Zutaten:

- 1 Limette
- 5 Erdbeeren
- ½ TL schwarze Pfefferkörner

Zeitbedarf:

- Arbeitszeit ca. 10 Minuten - Ziehzeit ca. 2 Stunden - Gesamtzeit ca. 2 Stunden 10 Minuten

Zubereitung:

Dieses Vitaminwasser mit der scharfen Note dient nicht nur als köstliche Erfrischung an heißen Tagen, sondern kann auch Dein idealer Begleiter während einer Diät sein.

Die Zubereitung ist ganz einfach. Die Limette und die Erdbeeren werden gründlich gewaschen. Danach schneidest Du beides in Scheiben gibst es mit den Pfefferkörnern zusammen in eine Karaffe.

Dann übergießt Du den Mix mit frischem, klarem Wasser, rührst noch etwas um und deckst die Karaffe ab.

Anschließend geht es für mindestens zwei Stunden in den Kühlschrank, bevor Du das Getränk servieren und genießen kannst.

Zitronenmelisse-Basilikum-Mix

Zutaten:

- 2 – 3 Stiele Zitronenmelisse
- 2 – 3 Stiele Basilikum
- 1 Orange
- 6 Erdbeeren

Zeitbedarf:

- Arbeitszeit ca. 10 Minuten - Ziehzeit ca. 3 Stunden - Gesamtzeit ca. 3 Stunden 10 Minuten

Zubereitung:

Zuerst wäschst Du die Zitronenmelisse und das Basilikum unter kaltem Wasser ab. Danach zupfe die Blätter ab und gib sie in ein Küchensieb. Die übrig gebliebenen Stiele entsorgst Du. Jetzt wäschst Du noch Deine Orange mit heißem Wasser und Deine Erdbeeren mit kaltem Wasser ab.

Die Orange schneidest Du nun in drei bis vier Scheiben und Deine Erdbeeren halbierst du. Du kannst die Schale ruhig an der Orange belassen. Jetzt gibst Du alle Zutaten in eine Karaffe und füllst diese mit Wasser auf. Stelle Deinen Drink jetzt für etwa 3 Stunden in den Kühlschrank, so dass die Zutaten richtig gut ziehen können und Dein Wasser den Geschmack annimmt.

Birne-Zimt-Thymian

Zutaten:

- 1 große Birne
- 2 Zimt-Stangen
- 2 Stängel Thymian

Zeitbedarf:

- Arbeitszeit ca. 10 Minuten - Ziehzeit ca. 8 Stunden - Gesamtzeit ca. 8 Stunden 10 Minuten

Zubereitung:

Ein Hauch von Weihnachten macht sich auch an heißen Sommertagen bemerkbar, wenn Du Dein Vitaminwasser mit Zimt zubereitest. Der würzige Thymian tut sein Übriges, um die Lebensgeister zu wecken.

Die Birne muss zunächst gewaschen werden. Dann entfernst Du das Kerngehäuse und schneidest die Frucht in dünne Scheiben oder Spalten. Danach gibst Du die Stücke zusammen mit den Zimtstangen in eine Karaffe. Bevor Du den Thymian hinzufügst, brause ihn kurz ab.

Anschließend übergießt Du das Gemisch mit frischem Wasser. Die abgedeckte Karaffe stellst Du zum Ziehen über Nacht in den Kühlschrank.

Beim Genießen des Vitaminwassers darfst Du Dich auch im Sommer ruhig schon auf Weihnachten freuen.

Borretsch-Wasser

Zutaten:

- 4 – 5 Borretschblüten
- 1 Schlangengurke
- 1 Zitrone
- Eiswürfel nach Bedarf

Zeitbedarf:

- Arbeitszeit ca. 10 Minuten - Ziehzeit ca. 4 Stunden - Gesamtzeit ca. 4 Stunden 10 Minuten

Zubereitung:

Borretsch ist auch als Gurkenkraut bekannt. Die Blüten sind essbar. Sie schmecken ähnlich wie eine Gurke. Für Dein Vitaminwasser zupfst Du zuerst die Blüten vom Strunk ab und wäschst diese unter kaltem Wasser. Deine Gurke und auch die Zitrone musst Du ebenfalls ordentlich abwaschen, bevor Du sie verwendest. Die Gurke schneidest Du in etwa 2 cm breite Scheiben und das Gleiche machst Du mit der Zitrone.

Die Borretschblüten und die Hälfte Deiner Gurkenscheiben gibst Du in eine Glaskaraffe. Von den Zitronenscheiben legst Du zwei beiseite und die restlichen kommen ebenfalls mit in die Karaffe. Jetzt füllst Du diese mit Wasser auf und stellst diese für etwa 4 Stunden in Deinen Kühlschrank.

Nachdem Dein Vitaminwasser gut durchgezogen ist, nimmst Du es aus dem Kühlschrank und verteilst es auf die gewünschten Gläser. Bei Bedarf servierst Du das Borretsch-Wasser mit Eiswürfeln.

Setze noch eine Zitronenscheibe auf den Rand der Gläser. Falls Du noch Blüten von Deinem Borretsch übrig hast, so kannst Du jeweils eine Blüte mit in jedes Glas geben. Dein Ergebnis wird sensationell aussehen und zudem schmeckt der Drink hervorragend.

Valentinswasser: Himbeer-Vanille-Rose

Zutaten:

- 1 Vanilleschote

- eine Handvoll Himbeeren

- eine Handvoll Rosenblätter

- eine ganze Rose als Deko

Zeitbedarf:

- Arbeitszeit ca. 10 Minuten - Ziehzeit ca. 2 Stunden - Gesamtzeit ca. 2 Stunden 10 Minuten

Zubereitung:

Trinken oder nicht trinken, das ist hier die Frage. Das Himbeer-Rose-Vanille Infused Water kannst Du Deinem Partner oder Deiner Partnerin als romantische Überraschung servieren. Richtig dekoriert sieht das Wasser mit den rosaroten Himbeeren und den farblich dazu passenden Rosenblättern fast zu schön aus, um es zu trinken.

Zunächst zu den Rosenblättern. Du kannst sie kaufen (für Lebensmittelzwecke geeignet) oder auch von Duftrosen aus Deinem Garten abzupfen. Im Blumenladen solltest Du sie nicht erwerben, weil sie dort häufig mit Pestiziden behandelt wurden.

Die Himbeeren solltest Du kurz abspülen, in eine Glaskaraffe geben und dann die Rosenblätter darüberstreuen. Die Vanilleschote halbierst Du und gibst sie ebenfalls dazu. Dann übergießt Du die Mischung mit frischem Wasser. Sei vorsichtig dabei, damit die Rosenblätter nicht leiden und oben schwimmen können.

Die rosige Mischung muss dann für etwa 2 Stunden im Kühlschrank ziehen.

Serviere das Infused Water mit den duftenden Rosenblättern, den süßen Himbeeren und der milden Vanille auf einem Tablett, welches Du noch mit einer Rose und ein paar prallen Himbeeren garnierst.

Genieße den aromatischen Valentinsdrink bei einem romantischen Sonnenuntergang auf Deiner Terrasse.

Brennesselwasser

Zutaten:

- 50 g Brennesselblätter
- Zitrone zum verfeinern
- Alternativ: Honig zum Süßen

Zeitbedarf:

- Arbeitszeit ca. 10 Minuten - Ziehzeit ca. 5 Stunden - Gesamtzeit ca. 5 Stunden 10 Minuten

Zubereitung:

Brennesseln sind zwar keine Vitaminbomben, aber die Brennessel gilt als Heilpflanze, deren Inhaltsstoffe als entzündungshemmend, entwässernd und blutdrucksenkend eingeordnet werden.

Erfrischendes Brennesselwasser ist superschnell zubereitet. Nimm einfach die Brennesselblätter, zerkleinere sie bei Bedarf etwas und übergieße sie in einer Karaffe mit Wasser.

Lasse das Ganze etwa fünf Stunden abgedeckt im Kühlschrank ziehen und schon ist der erfrischende Sommerdrink fertig. Je nach Deiner persönlichen Vorliebe kannst Du das Brennesselwasser mit einem Spritzer Zitronensaft verfeinern und/oder mit einem Teelöffel nachsüßen.

Ananas-Salbei-Wasser

Zutaten:

- ½ Ananas
- 3 Salbeiblätter
- 1 Mandarine
- 5 Erdbeeren
- Eiswürfel nach Belieben

Zeitbedarf:

- Arbeitszeit ca. 20 Minuten - Ziehzeit ca. 6 Stunden - Gesamtzeit ca. 6 Stunden 20 Minuten

Zubereitung:

Halbiere Deine Ananas, entferne von der einen Hälfte die Schale und schneide das Fruchtfleisch in Würfel. Die andere Ananashälfte darfst Du für andere Zwecke verwenden. Jetzt zupfst Du drei Salbeiblätter von dem Stiel und wäschst diese unter kaltem Wasser. Schäle im nächsten Schritt Deine Mandarine und unterteile diese. Weiter verfährst Du mit den Erdbeeren. Wasche diese ebenfalls, lasse sie in einem Küchensieb abtropfen und halbiere sie.

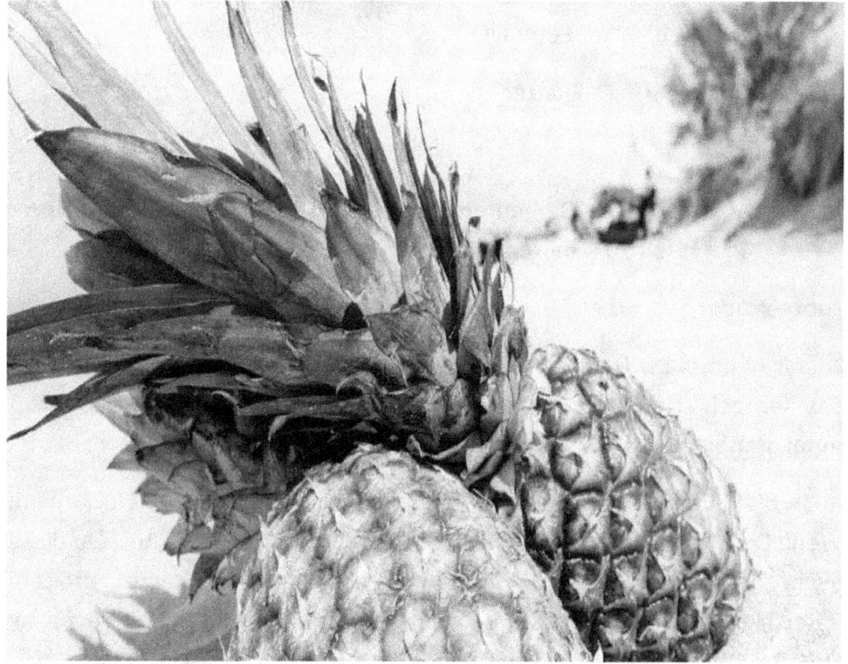
Quelle: https://pixabay.com/de/photos/ananas-sand-strand-sommer-1602345/

Jetzt gibst Du sämtliche Zutaten in eine Karaffe oder einen Krug und füllst diesen mit Wasser auf. Stelle Deinen Drink für etwa 6 Stunden in den Kühlschrank, bevor Du diesen zu Dir nimmst.

Fülle Dein Vitaminwasser in Gläser und gib von der übriggebliebenen Ananas auf jedes Glas eine Scheibe. Magst Du es besonders erfrischend, so sind ein paar Eiswürfel das Mittel der Wahl.

Zum Garnieren kannst du aus der verbliebenen halben Ananas entsprechende Stücke zurechtschneiden, einschneiden und über den Glasrand stülpen. Viel Spaß beim Genießen Deines Vitaminwassers.

Apfel-Gurke-Mix mit Kräutern

Zutaten:

- 1 Apfel

- ½ Gurke

- etwas gehackte Petersilie

- zerkleinerte Dillblätter

Zeitbedarf:

- Arbeitszeit ca. 10 Minuten - Ziehzeit ca. 4 Stunden - Gesamtzeit ca. 4 Stunden 10 Minuten

Zubereitung:

Zuerst nimmst Du Deinen Apfel, wäschst diesen ordentlich und entfernst das Kerngehäuse. Dann musst Du ihn vierteln. Die Schale darf ruhig am Apfel dranbleiben.

Auch die Gurke wäschst Du und schneidest sie dann in dünne Scheiben. Wenn Du frische Petersilie und frischen Dill zur Hand hast, solltest Du diese auch abbrausen, bevor Du sie kleinhackst. Etwas größere Petersiliensträußchen kannst Du für die spätere Garnierung zurücklegen.

Fülle nun eine Karaffe mit frischem Wasser und gib die Zutaten hinein. Nach Umrühren stellst Du die abgedeckte Karaffe für 4 Stunden zum Ziehen in den Kühlschrank.

Jetzt ist Dein erfrischendes Kräuterwasser servierfertig. Einfach in Gläser umfüllen, mit der Petersilie garnieren und genießen.

Rosmarin-Salbei-Mix

Zutaten:

- 4 Rosmarinblätter

- 2 Salbeiblätter

- 3 Minzblätter

- 1 Zitrone

Zeitbedarf:

- Arbeitszeit ca. 10 Minuten - Ziehzeit ca. 12 Stunden - Gesamtzeit ca. 12 Stunden 10 Minuten

Zubereitung:

Zu Anfang wäschst Du die Blätter gründlich unter kaltem Wasser ab. Möchtest Du die Blätter später mittrinken, was durchaus möglich ist, solltest Du diese zerkleinern. Dies ist besonders bei den Rosmarinblättern anzuraten, da diese einen bitteren Geschmack mit sich bringen.

Die Zitrone wäschst Du unter heißem Wasser ab und schneidest sie in Scheiben. Gib nun alle Deine Zutaten in eine Karaffe und fülle diese mit kaltem Wasser auf. Du kannst von den Zitronenscheiben auch welche beiseitelegen und diese später für die Dekoration verwenden.

Gib Deine Karaffe jetzt für 12 Stunden in den Kühlschrank. Auf diese Art und Weise kann das Wasser das Aroma Deiner Zutaten annehmen. Bevor Du Dein Getränk probierst, willst Du es vielleicht noch etwas ins rechte Licht rücken. Hierfür nimmst Du eine Zitronenscheibe, halbierst diese und steckst sie an den Rand Deines Glases. Außerdem wertet die Kombination mit ein paar Minzblättern Deinen Drink nochmals optisch auf.

Nektarinen-Minze-Sternanis-Mix

Zutaten:

- 2 Nektarinen

- einige frische Minzblätter

- 2 - 3 Sternanis

Zeitbedarf:

- Arbeitszeit ca. 10 Minuten - Ziehzeit ca. 3 Stunden - Gesamtzeit ca. 3 Stunden 10 Minuten

Zubereitung:

Wasche die Nektarinen, zerteile sie und entferne den Stein. Schneide sie sodann in dünne Scheiben. Zupfe ein paar frische Minzblätter ab und reibe sie sachte zwischen Deinen Fingern, um die Aromen besser freizusetzen.

Gib alles zusammen mit der Sternanis in eine Karaffe und fülle diese mit frischem Wasser auf. Danach stelle die abgedeckte Karaffe in den Kühlschrank. Lass das Getränk für etwa drei Stunden ziehen und bereite es zum Servieren vor.

Wenn Du möchtest, kannst Du Deinem Sommergetränk noch ein paar Eiswürfel beigeben, um es besonders erfrischend zu machen. Die eiskalten Würfel verleihen dem Vitaminwasser eine angenehme Kühle, während die Nektarinen für eine frische Süße sorgen und Minze und Sternanis das erfrischende Aroma verstärken.

Zucchini-Paprika-Bärlauch-Mix

Zutaten:

- 1 Zucchini
- 1 rote Paprika
- einige Bärlauchblätter

Zeitbedarf:

- Arbeitszeit ca. 10 Minuten - Ziehzeit ca. 5 Stunden - Gesamtzeit ca. 5 Stunden 10 Minuten

Zubereitung:

Knackige Zucchini, saftige Paprika und die kräftig-aromatische Note von Bärlauch, das verspricht eine harmonische Mischung und ein belebendes Vitaminwasser.

Die Zucchini ist zuerst gründlich zu waschen. Die Schale kannst Du dranlassen, weil dort die meisten Vitamine gespeichert sind. Wenn Dir der bittere Geschmack der Schale allerdings nicht zusagt, kannst Du sie auch entfernen. Nach dem Waschen schneidest Du die Enden ab und zerteilst die Zucchini in etwa 2 cm breite Scheiben.

Die Paprika schneidest Du in schmale Streifen, die Du bei Bedarf noch weiter zerkleinern kannst.

Bärlauch ist der eigentliche Geschmackslieferant für dieses Vitaminwasser. Nimm einfach ein paar duftende Bärlauchblätter in die Hand und genieße ihr intensives Aroma. Bärlauch ist nicht nur ein wahrer Gaumenschmaus, sondern auch reich an Vitamin C und Antioxidantien, die Deinen Körper vor freien Radikalen schützen und entzündungshemmende Eigenschaften haben.

Gib die Zucchinischeiben, Paprikastreifen und Bärlauchblätter in eine Karaffe und füge Wasser hinzu. Damit alles infundieren kann, stelle die abgedeckte Karaffe für fünf Stunden in den Kühlschrank.

Als Serviervorschlag kannst Du das köstliche Vitaminwasser in Gläser gießen und mit einem Bärlauchblatt oder einer dünnen, eingeschnittenen Zucchinischeibe garnieren. Dies verleiht dem Getränk einen Hauch von Eleganz hinzufügen.

Vitaminwasser süß-sauer

Zutaten:

- 2 Orangen
- 2 Mandarinen
- einige Zweige Zitronenmelisse
- Minzblätter

Zeitbedarf:

- Arbeitszeit ca. 10 Minuten - Ziehzeit ca. 1 Stunde - Gesamtzeit ca. 1 Stunde 10 Minuten

Zubereitung:

Achtung: Dieses Rezept stammt nicht aus dem China-Restaurant. Orangen und Mandarinen liefern als Zitrusfrüchte viel Vitamin C. Ihr süß-saurer

Geschmack wird durch die Zitronenmelisse und die Minze noch leicht angeschärft, so dass Dein Gaumen sich auf eine Geschmacksexplosion freuen kann.

Schäle die Orangen und Mandarinen und trenne die Fruchtsegmente voneinander. Die Orangenstücke kannst Du noch einmal mit dem Messer halbieren. Packe die Stücke dann in eine Karaffe.

Zupfe die Blätter von der Zitronenmelisse ab und gib sie zusammen mit den Minzblättern zu den Früchten. Um die Aromen besser freizusetzen, kannst Du Minzblätter vor noch leicht zwischen Deinen Fingern reiben.

Jetzt ist es Zeit, kühles Wasser über die Mischung zu gießen. Im Kühlschrank vermengen sich Aromen der Früchte und Kräuter miteinander. Gib dem Getränk dafür zwei Stunden Zeit.

Danach kannst Du das Vitaminwasser in Gläser umfüllen und beim Trinken den unvergleichlich süß-sauer-fruchtigen Geschmacksmix genießen. Eiswürfel helfen Dir dabei, den Drink angenehm kühl zu halten.

Kapitel 3: Weitere Tipps für die Zubereitung von Vitaminwasser

Infused Water ist kinderleicht zuzubereiten. Du kannst sämtliche Obst-, Gemüse- und Kräutersorten verwenden. Erlaubt ist, was schmeckt. Bei der Zubereitung musst Du im Prinzip auf nichts Besonderes achten. Du gehst einfach so vor, wie es Dir beliebt. Früchte zerteilen und Gemüse schnippeln kann letztendlich jeder. Es ist jedoch ratsam, stets regionale und frische Zutaten zu verwenden. Sämtliche Zutaten sind miteinander kombinierbar.

Die eigene Herstellung von Vitaminwasser ist das A und O der gesunden Zubereitung. Nur so hast Du die Kontrolle, was wirklich in das Getränk gelangt. Infused Water aus dem Supermarkt wird häufig mit Industriezucker oder mit künstlichen Süßstoffen und Aromen versetzt, daher solltest Du stets auf Deine Eigenkreationen zurückgreifen.

Weil sich niemals alle Vitamine aus den Zutaten lösen, kannst Du nach dem Abschöpfen der ersten Portionen über den Tag verteilt immer wieder frisches Wasser nachgießen und hast somit stets einen leckeren Drink zur Verfügung.

Das Vitaminwasser sollte nur einen Tag verwendet und am nächsten Tag nicht mehr getrunken werden. Das gilt auch dann, wenn Du es im Kühlschrank aufbewahrt hast.

In einigen Rezepten wird empfohlen, zuerst mit etwas heißem Wasser aufzugießen. Dies ist ein Tipp für Ungeduldige, weil sich bei heißem Wasser die Vitamine schneller lösen. Allerdings gehen bei der Behandlung mit heißem Wasser auch ein paar Vitamine kaputt. Es ist eine Frage der Abwägung.

Bonus-Rezept - So lecker war es noch nie, gesund zu leben

Stachelbeer-Ananas-Weintrauben Drink mit Ingwer

Zutaten:

- 6 Stachelbeeren

- 3 Scheiben Ananas

- 5 Weintrauben blau

- 2 Scheiben Ingwer

Zeitbedarf:

- Arbeitszeit ca. 10 Minuten - Ziehzeit ca. 6 Stunden - Gesamtzeit ca. 6 Stunden 10 Minuten

Zubereitung:

Zu Anfang wäschst Du Deine Zutaten ordentlich unter kaltem Wasser ab. Zupfe dann sechs Stachelbeeren vom Strunk ab und gib diese in eine Karaffe. Halbiere jetzt Deine Ananas und schneide von dieser drei Scheiben ab. Die Schale kannst Du an Deiner Ananas belassen. Jetzt zupfst Du die Weintrauben vom Stiel und gibst diese mit den Ananasscheiben ebenfalls in die Karaffe.

Nimm jetzt den Ingwer zur Hand und entferne ein Ende. Dann schneidest Du zwei Scheiben ab und gibst auch diese mit in die Karaffe. Fülle nun Deine Zutaten mit Wasser auf und stelle die Karaffe für etwa 6 Stunden in Deinen Kühlschrank.

Als Alternative lässt sich auch Kamillentee anstatt reinem Wasser verwenden. In diesem Fall solltest Du Deinen Tee zuerst kochen und diesen erkalten lassen, bevor Du Deine Zutaten hinzufügst. Deine Teekaraffe stelle dann ebenfalls für 6 Stunden in den Kühlschrank. Ein solcher Drink eignet sich besonders gut, wenn Du erkältet bist. Er schmeckt hervorragend und Du nimmst alle wichtigen Vitamine zu Dir.

Schlusswort

Vielen Dank, dass Du mein Buch gelesen hast. Ich wünsche Dir viel Vergnügen beim Ausprobieren der Rezepte und beim weiteren Kreativsein. Vergiss nicht, dass Du zum Großteil aus Wasser bestehst und dass Wasser DAS Lebenselixier für Deine Gesundheit ist. Flüssigkeit, welche Deinem Körper entzogen wird, muss diesem wieder zugeführt werden.

Vitaminwasser ist dabei eine perfekte Alternative, weil es sich auf Deinen Geschmack zuschneiden lässt. Du verwendest nur die Zutaten, die Du liebst. Greife niemals auf fertig gekauftes Infused Water zurück, denn in einem solchen Drink ist häufig Süßstoff oder zusätzlicher Zucker enthalten.

Nutze die positiven Effekte von Vitaminwasser. Die Inhaltsstoffe sorgen dafür, dass Dein Immunsystem gestärkt wird. Viele Vitamine sind gut für Deine Haut. Sie wird wesentlich geschmeidiger, glänzender und erhält zudem mehr Spannkraft. Viel zu trinken kann Dir sogar dabei helfen, wenn Du unter Pickeln oder Cellulite leidest.

In diesem Sinne: Viel Spaß beim gesundheitsbewussten Genießen.

DEIN GRATIS BONUS-MATERIAL

Als Dankeschön habe ich exklusives Bonus-Material für dich vorbereitet:

10 saisonale Bonus-Rezepte

Sommer & Winter Vitaminwasser

Printbare Rezeptkarten

zum Ausdrucken für die Küche

Zutaten-Saisonkalender

welches Obst & Gemüse wann Saison hat

Nährwert-Tabelle

die 30 wichtigsten Zutaten im Überblick

So bekommst du dein Bonus-Material:

Scanne den QR-Code oder besuche:

Kostenlos und sofort zum Download!

Impressum

Copyright ©: biz-digital-marketing.de

2. Auflage 2026

Alle Rechte vorbehalten.

Bibliografische Information der Deutschen Nationalbibliothek: Die Deutsche Nationalbibliothek verzeichnet diese Publikation in der Deutschen Nationalbibliografie; detaillierte bibliografische Daten sind im Internet über http://dnb.dnb.de abrufbar.

Lektorat: Karsten Diekmann, www.der-textschoepfer.de

Herstellung und Druck: Amazon Publishing

Kontakt: info@biz-digital-marketing.de Dennis Benz / Widdumstraße 3 / 73207 Plochingen